国民营养科普

——6~17 岁儿童青少年营养膳食指导

主　审　张　倩

主　编　赵　耀

副主编　喻颖杰

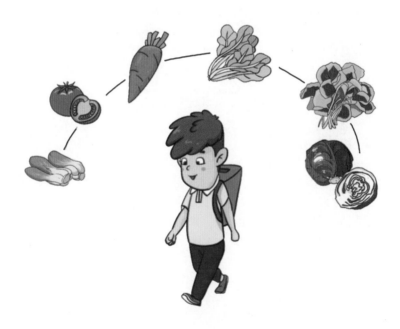

人民卫生出版社

·北京·

图书在版编目（CIP）数据

6~17岁儿童青少年营养膳食指导 / 赵耀主编 . —
北京：人民卫生出版社，2022.2
（国民营养科普丛书）
ISBN 978-7-117-30343-9

Ⅰ. ①6… Ⅱ. ①赵… Ⅲ. ①儿童 – 膳食营养②青少
年 – 膳食营养 Ⅳ. ①R153.2

中国版本图书馆 CIP 数据核字（2020）第 146282 号

人卫智网	www.ipmph.com	医学教育、学术、考试、健康，购书智慧智能综合服务平台
人卫官网	www.pmph.com	人卫官方资讯发布平台

国民营养科普丛书——6~17 岁儿童青少年营养膳食指导
Guomin Yingyang Kepu Congshu
——6~17 Sui Ertong Qingshaonian Yingyang Shanshi Zhidao

主　　编：赵　耀
出版发行：人民卫生出版社（中继线 010-59780011）
地　　址：北京市朝阳区潘家园南里 19 号
邮　　编：100021
E - mail：pmph @ pmph.com
购书热线：010-59787592　010-59787584　010-65264830
印　　刷：北京盛通印刷股份有限公司
经　　销：新华书店
开　　本：710 × 1000　1/16　印张：10
字　　数：169 千字
版　　次：2022 年 2 月第 1 版
印　　次：2022 年 4 月第 1 次印刷
标准书号：ISBN 978-7-117-30343-9
定　　价：49.00 元

打击盗版举报电话：010-59787491　E-mail：WQ @ pmph.com
质量问题联系电话：010-59787234　E-mail：zhiliang @ pmph.com

编 者

（以姓氏笔画为序）

王佳佳　北京市丰台区疾病预防控制中心
王骏昇　首都体育学院
田向阳　中国健康教育中心
朱文丽　北京大学
李明颖　北京市西城区疾病预防控制中心
李海龙　北京协和医院
李榴柏　北京大学
肖贵勇　北京市丰台区疾病预防控制中心
余晓辉　北京市疾病预防控制中心
沙怡梅　北京市疾病预防控制中心
张　杰　北京市密云区疾病预防控制中心
陈　伟　北京协和医院
金庆中　北京市疾病预防控制中心
赵　耀　北京市疾病预防控制中心
郭丹丹　北京市疾病预防控制中心
常志荣　北京市东城区疾病预防控制中心
喻颖杰　北京市疾病预防控制中心

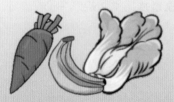

《国民营养科普丛书》

编写委员会

编委会主任	刘金峰	国家卫生健康委员会食品安全标准与监测评估司
	高　福	中国疾病预防控制中心
	卢　江	中国疾病预防控制中心

科 学 顾 问	王陇德	中国工程院院士
	陈君石	中国工程院院士
	杨月欣	中国营养学会理事长
	杨晓光	中国疾病预防控制中心营养与健康所研究员

主　　　编	丁钢强	中国疾病预防控制中心营养与健康所
	田建新	国家卫生健康委员会食品安全标准与监测评估司
	张志强	全国卫生产业企业管理协会

副 主 编	张　兵	中国疾病预防控制中心营养与健康所
	刘爱玲	中国疾病预防控制中心营养与健康所
	徐　娇	国家卫生健康委员会食品安全标准与监测评估司

编　　　者（按姓氏汉语拼音排序）

	戴　月	江苏省疾病预防控制中心
	龚晨睿	湖北省疾病预防控制中心
	郭战坤	保定市妇幼保健院
	李绥晶	辽宁省疾病预防控制中心
	李晓辉	成都市疾病预防控制中心
	梁　娴	成都市疾病预防控制中心
	刘长青	河北省疾病预防控制中心
	刘丹茹	山东省疾病预防控制中心

栾德春　辽宁省疾病预防控制中心
苏丹婷　浙江省疾病预防控制中心
辛　宝　陕西中医药大学公共卫生学院
熊　鹰　重庆市疾病预防控制中心
张　丁　河南省疾病预防控制中心
张俊黎　山东省疾病预防控制中心
张书芳　河南省疾病预防控制中心
张同军　陕西省疾病预防控制中心
章荣华　浙江省疾病预防控制中心
赵　耀　北京市疾病预防控制中心
周永林　江苏省疾病预防控制中心
朱文艺　陆军军医大学新桥医院
朱珍妮　上海市疾病预防控制中心

编委会专家组　（按姓氏汉语拼音排序）
陈　伟　北京协和医院
丁钢强　中国疾病预防控制中心营养与健康所
葛　声　上海市第六人民医院
郭云昌　国家食品安全风险评估中心
黄承钰　四川大学
刘爱玲　中国疾病预防控制中心营养与健康所
楼晓明　浙江省疾病预防控制中心
汪之顼　南京医科大学
王惠君　中国疾病预防控制中心营养与健康所
王志宏　中国疾病预防控制中心营养与健康所
吴　凡　复旦大学
杨振宇　中国疾病预防控制中心营养与健康所
易国勤　湖北省疾病预防控制中心
张　兵　中国疾病预防控制中心营养与健康所
张　坚　中国疾病预防控制中心营养与健康所
张　倩　中国疾病预防控制中心营养与健康所
朱文丽　北京大学
周景洋　山东省疾病预防控制中心

编委会秘书组　（按姓氏汉语拼音排序）
刘爱玲　中国疾病预防控制中心营养与健康所
马彦宁　中国疾病预防控制中心营养与健康所

序

随着我国社会经济快速发展,国民营养健康状况得到明显改善,同时也伴随出现新的问题和挑战。一方面,人民群众对营养健康知识有着强烈渴求,另一方面,社会上各种渠道传播的营养知识鱼龙混杂,有的甚至真假难辨。因此,亟须加强科学权威的营养科普宣传,引导人民群众形成真正健康科学的膳食习惯和生活方式,提升人民群众营养素养与水平,切实增强人民群众获得感与幸福感。

为贯彻落实《国民营养计划(2017—2030 年)》"全面普及营养健康知识"和健康中国合理膳食行动要求,国家卫生健康委员会食品安全标准与监测评估司委托中国疾病预防控制中心营养与健康所组织编写《国民营养科普丛书》12 册,其中《母婴营养膳食指导》《2~5 岁儿童营养膳食指导》《6~17 岁儿童青少年营养膳食指导》《职业人群营养膳食指导》和《老年人营养膳食指导》详细介绍了不同人群的营养需求和膳食指导;《常见食物营养误区》和《常见食品安全问题》对居民关注的营养与食品安全的热点问题及存在误区进行了详细解答;《身体活动健康指导》和《健康体重管理指导》详细介绍了不同人群的身体活动建议以及如何保持健康体重;《常见营养不良膳食指导》《糖尿病膳食指导》《心血管疾病膳食指导》针对不同疾病的营养需求给出了有针对性和实用性的指导。

丛书围绕目前我国居民日常生活中遇到的、关心的问题,结合营养食品科研成果和国内外动态,力求以通俗易懂的语言向大众进行科普宣传,客观、全面地普及相关营养知识。丛书采用一问一答、图文并茂的编写形式,努力做到深入浅出,整体形成一套适合不同人群需要,兼具科学性、实用性、指导性的营养科普工具书。

　　丛书由100多位营养学、医学、传播学及健康教育等相关领域的专家学者共同撰写,历经了多次研讨和思考,针对不同人群健康需求,凝练了近2 000个营养食品相关热点问题,分类整理并逐一解答。丛书以广大人民群众为主要读者对象,在编写过程中尽量避免使用专业术语,同时也可为健康教育工作者提供科学实用的参考。希望丛书的出版能够成为正确引导广大居民合理膳食的有益工具,为促进营养改善和慢性病防治、提升居民营养素养提供帮助。

编委会

2022 年 1 月

前　言

　　儿童青少年是家庭的希望,是民族的未来。每一名儿童青少年都是需要细心培育的小树苗,充足、合理的膳食营养和良好的饮食行为就像是阳光、雨露,呵护着他们茁壮成长,拥有健康、智慧和快乐。

　　每一位家长都愿意尽其所能为孩子提供充足的营养,然而,"好营养"并不意味着山珍海味和高档食材,它蕴含在一日三餐、运动睡眠等大家习以为常的小事中。在各种"养生健康"知识大爆炸的信息时代,本书旨在为家长们提供权威、科学、全面的营养知识,解答育儿路上的营养难题。

　　这本书酝酿已久,编者为北京市疾病预防控制系统、北京大学医学部、协和医院以及中国健康教育中心等专家及研究者,本书聚焦于儿童养育和咨询问诊过程中家长最为关心的问题,分类整理解答后呈现给大家。本书以营养为核心,运用大量的案例和实践方案解读家长们的营养健康困惑,比如:如何合理安排孩子的一日三餐? 零食如何选择? 健康饮食行为如何养成? 如何运动以提高身体素质? 如何营造家庭健康的饮食环境? 可以说,本书是6~17岁儿童养育过程中的一本营养宝典,从健康的多种角度为家长提供科学合理的建议以及具体的实操方法。为了便于家长阅读和理解,本书采取了一问一答的形式,并适当地加入了核心信息提示和一些小工具,有助于家长快速掌握知识点和技能。

　　近年来,随着我国社会经济的快速发展,儿童青少年的营养与健康状况迅速变化,既有积极的改善,也存在健康隐患。比如儿童平均身高更高、生长迟缓和贫血的患病率下降,但同时超重、肥胖、微量营养素缺乏等风险在儿童中普遍存在,由此带来诸如糖尿病、血脂异常等成年期慢性病的早发,为孩子的健康带来隐患,影响其远期生活质量。智慧的家长们,相信您一定会关注孩子的"健康起跑线",懂得培养孩子拥有健康、保持健康的能力,唯有如此,孩子们才能在快速发展和不断变化的社会中飞得更高、更远。

　　本书主要为家长而写,但也非常欢迎同学们阅读,从中吸取知识,自觉养成健康行为,做自己健康的第一责任人。

　　希望您能喜欢这本书,与我们一起,用营养知识和技能为孩子们的健康护航!

主编

2022 年 1 月

目 录

一、营养与生长发育

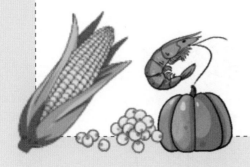
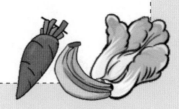

从受精卵算起,一个个体的成熟约需要 8 000 天(0~21 岁),称为儿童青少年阶段,其中从小学到高中的这一时期(6~17 岁),孩子的身体和心理都在发生着质的飞越,而营养在其中扮演着重要的角色。阅读本章,您将了解到6~17 岁孩子生长发育的普遍规律,以及怎么吃能让孩子长得高、更聪明!

1. 合理营养对于儿童青少年的意义是什么

儿童青少年和成年人最大的区别是处于生长发育期,包括身体发育和心理行为发育,而合理营养是生长发育的物质基础——就如同树苗的生长离不开阳光、空气、土壤和水一样。此阶段若膳食结构不均衡、饮食行为不健康,如不爱吃菜、不爱喝奶、不吃或只喜欢吃肉、爱喝含糖饮料、过度节食等,无疑会影响当下的发育和健康,导致生长迟缓(身材矮小)、消瘦、超重肥胖、免疫力低下容易生病等,也可能出现血压偏高、血脂异常、糖代谢异常等,从而为成年期慢性非传染性疾病(如心脏病、脑血管病、恶性肿瘤、骨质疏松等)的发生埋下了隐患。所以,儿童青少年时期的合理营养是对成年期健康的一大投资!

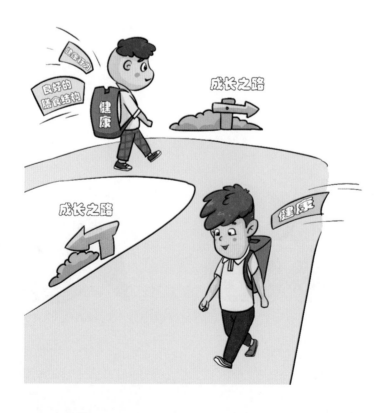

此外,孩子到了青春期中段生殖系统快速发育,从而具备了生殖功能(15岁即进入育龄期),青少年期结束即进入法定婚龄,此阶段良好的营养与健康对成年期的成功妊娠是必需的,可以保护后代的健康。所以,青少年健康具有跨代效益。

总之,儿童青少年阶段的营养与健康是实现一生甚至下一代健康目标的核心,是个人和家庭,乃至国家和全球发展的核心。家长们,是不是觉得肩上担子更重了!

2. 孩子生长发育的普遍规律是什么

孩子的生长发育受遗传和环境因素的综合作用,个体差异较大,同时又遵循一般普遍规律。

您这样想象,孩子的器官系统发育就像一个在高速路上疾驰的车队,有时快、有时慢,有的汽车领先、有的汽车落后……经过约 8 000 天的"奔跑"最终整体发育为一个成熟的个体。

这里提到的"时快时慢"指的是孩子的发育并非匀速,而是呈现波浪式。从胎儿到成人有两次加速期,第一次是胎儿和婴幼儿期。您回忆一下,孩子利用这生命早期 1 000 天,从一个肉眼不可见的细胞(受精卵),到 2 岁时就成了一个身高约 90 厘米、咿呀学语、满地乱跑的小可爱,2 岁后生长速度减慢并保持稳定。第二次是青春早期,生长速度再次加快,女孩通常 10 岁左右开始加速,男孩约晚两年,持续 3 年后再次进入缓慢生长期。

"有的领先、有的落后"指的是孩子各器官系统发育有的早、有的晚,但都有"关键生长期",如果在关键期得不到充足的环境支持,则会出现不可逆转或永久性的缺陷和障碍。如胎儿期和婴幼儿期是大脑发育关键期,青春早期是长骨的关键生长期,一旦出现营养不良,孩子的智力发展和身高发育将受到严重影响。语言、运动、社会行为等也有关键期,印度"狼孩"正是因为错过了关键期,所以即使 8 岁时回归人类社会,但直到 17 岁去世还没真正学会说话,而且智力只相当于幼儿水平。

当然了,孩子的发育也是有连续性的,当受到疾病、营养不合理等因素

小贴士:
　　孩子生长发育的普遍规律:非匀速;有关键期;连续性,可出现追赶生长。

影响时,会出现暂时性生长发育迟滞,一旦这些影响因素解除,机体表现为加速生长并向原有的正常轨迹靠近,年龄越小加速幅度越大,称为追赶式生长。

3. 小学生生长发育的特点是什么

(1)体格发育:小学生年龄一般在 6~12 岁,其生长发育延续幼儿园阶段特点,处于相对稳定且缓慢阶段。身高每年约增长 5~7 厘米,体重约增长 2~3 千克。

小贴士:

小学生身高体重估算公式:

体重(千克)= 年龄×2+8

身高(厘米)= 年龄×7+75

小学低、中年级时男孩和女孩发育无明显差异,但是女孩在 10 岁左右即进入青春早期,表现为身高加速生长,而男孩则要晚两年,所以小学高年级排队时经常见到女生比男生高半头的场景。此外高年级小学生进入体脂肪的第二次快速发育期,在能量过剩的情况下,发生超重肥胖风险明显增高,学校和家庭要对此多加关注。

(2)体能发育:无论男孩还是女孩,小学阶段都是体能快速增长期。体能包括体成分、心肺功能、柔韧性、肌力、肌耐力等,是孩子维持健康、提高学习和生活效率所必需的基本能力。小学生每日保证 60 分钟以上中高强度活动,对于肌肉和体能的发育具有重要意义。

(3)神经心理发育:0~2 岁是脑发育关键期,之后脑重量增加仍较快,6 岁达到成人的 90% 以上。7~8 岁时脑神经突触分支更密集,神经环路形成增加并复杂化,为学习和生活创造了条件。同时运动中枢的调控能力增加,运动的准确性和协调性更强。总之,小学生大脑的可塑性很强,营养不良对儿童脑发育可造成永久损害。

在认知能力方面,小学生的有意注意进一步发展,但低年级儿童的注意仍带有情绪色彩,外界刺激会分散他们的注意;而中高年级情绪比较稳定,注意集中的时间也随之提高。通常 7~10 岁儿童的注意集中时间约 20 分钟,10~12 岁约 25 分钟。此外,小学生的记忆发生了质的变化,抽象记忆、意义记忆、有意识记忆等快速发展,从具体形象思维逐步过渡到抽象逻辑思维,想象能力也有了很大提高,自我意识发展非常迅速,价值观从个人价值观向群体价值观过渡。上述均表明小学生阶段是心理行为发育的重要转折时期,是教育的黄金期,家庭、同伴、学校和媒体的营养健康教育对于孩子健康饮食行为的养成具有重要意义。

4. 中学生生长发育的特点是什么

(1)体格发育:中学生年龄一般在 12~18 岁,正值青春期,又被称为青少年。

女孩的青春期一般在 10 岁左右(小学高年级)就开始了,而男孩则要到 12 岁左右。体格发育加速是青春期开始的标志。身高每年增长 5~10 厘米,高峰期可达 10~14 厘米;体重每年增长 4~7 千克,高峰期可达 8~10 千克。加速持续时间约 2~3 年。虽然男孩的身高生长加速晚于女孩,但由于其涨幅比较快,所以大约从初二开始,男孩身高就开始超越女孩了,成功扭转了小学高年级"矮半头"的局面。

青春期启动与性激素分泌有关,男孩雄激素和女孩雌激素对体成分的影响是不同的。男孩主要表现为瘦体重(骨骼、肌肉等)增加,而体脂含量下降;女孩体脂含量则直线上升,瘦体重增量仅为男孩的一半。这种体成分的性别差异一直维持到成年期,并且决定了男女性体型的差异。有些少女在此阶段可能过于关注自己的体型,从而出现过度节食甚至厌食等饮食行为问题。

青春中期生殖系统和生殖功能开始发育,并出现第二性征。女孩有月经初潮,由于经期铁的丢失,女孩贫血风险增高,家庭膳食需注意补充富含铁的动物性食物,如动物肝脏、瘦肉等。新鲜蔬菜中富含维生素 C,可以促进铁的吸收。

(2)体能发育:男孩在 12~14 岁仍处于体能快速增长阶段,15~18 岁进入慢速增长期,19~25 岁进入稳定期。女孩则从 12 岁开始体能发育渐缓,坚持体育锻炼的话在 16~18 岁可以再呈现增长趋势,直至 19~22 岁达到稳定。中学生在保证 60 分钟中高强度身体活动基础上,还应每周至少参加 3 次增强肌肉和骨骼的运动,如跳绳、双杠支撑、篮球、排球等。

(3)神经心理发育:青春期大脑成熟存在一定性别差异,女孩比男孩大约早 1 年成熟。大脑皮质成熟有一定的时间顺序,依次为躯体协调、动机、情绪管理、决策判断等,对应心理行为发育顺序。相比小学生,中学生有意注意有了更大发展,注意的稳定性能维持 40 分钟,至 16~18 岁时,注意力分配能力基本达到成人水平,记忆的整体水平处于人生最佳时期。思维能力有很大发展,抽象逻辑思维逐步处于优势地位,分析问题、解决问题能力都得到加强。

　　中学阶段是情绪和情感迅速发展时期,初中时的情绪情感反应发生快,持续时间短,情绪不够稳定;高中时随着个体社会化发展,情绪有一定的内隐,高级情感有了相当发展,此时也是世界观形成的关键时期。此外随着第二性征出现,中学生对自我关注越发强烈,自我意识迅猛发展,尤其在自尊方面。在社会化发展方面,家庭之外的同伴、网络媒体等更广泛的社交网络对青少年的影响越来越大,家长应该关注孩子的社交行为,并予以正确引导。

小贴士:
　　中学生具备了参与管理自身健康的决策能力,家庭和学校需给孩子提供相应机会!

5. 家长应该如何关注孩子的生长发育呢

　　依据我国有关部门颁布的《中小学生健康体检管理办法》《学生体质健康监测评价办法》等相关规定,在校中小学生每年进行 1 次常规健康体检,以及体质健康监测。

　　健康体检项目一般包括:身体形态(身高、体重)、生理功能(血压)、眼科(裸眼视力、沙眼、结膜炎、色觉)、口腔科(龋齿、牙周)、耳鼻喉科(耳、鼻、扁桃体)、外科(头部、颈部、胸廓、脊柱、四肢、皮肤、淋巴结)等。

　　体质健康监测则从身体形态、身体功能和身体素质等方面综合评定学生的体质健康水平,如表 1 所示。

表 1　学生体质健康测试指标

指标	小学			初、高中
	一、二年级	三、四年级	五、六年级	
身高、体重	√	√	√	√
肺活量	√	√	√	√
50 米跑	√	√	√	√
坐位体前屈	√	√	√	√
1 分钟跳绳	√	√	√	
1 分钟仰卧起坐		√	√	√(女)
50 米 ×8 往返跑			√	

续表

指标	小学			初、高中
	一、二年级	三、四年级	五、六年级	
立定跳远				√
引体向上				√（男）
1 000 米跑（男）/ 800 米跑（女）				√

注:摘自《国家学生体质健康标准(2014 年修订)》。

体检结果一般会及时向家长通报。如果您从未收到孩子的体检信息,请首先询问孩子是否忘了转告,其次可以和学校联系。

收到学校反馈的体检结果后,家长应关注有无异常指标,并根据情况严重程度及时带孩子就医。其次家长应保存孩子历年体检结果,关注孩子体格、体能和素质随年龄发育情况,有些时候即使体检指标当下正常(如身高),但和往年相比无明显增长,这也提示孩子发育出现了问题,要尽早咨询专业人员。

在学校常规体检和监测基础上,家长在日常生活中还要多做两件事,一是每月测量一次孩子的身高、体重,并手绘孩子的生长发育曲线;二是密切观察孩子的精神状态、情绪、睡眠、饮食、大小便、体温等情况,及时发现异常。

小贴士:
家长的陪伴和关注是孩子最有效的"健康卫士"!

6. 家庭如何给孩子测量身高

正常人早上刚起床和晚上的身高大概相差 1.5~2.0 厘米,有的能达到 5 厘米。这与构成人体身高的关节组织和韧带的松弛有关,当人体经过一天长时间的站立、行走、劳动之后,椎间盘会因受压而变扁,整个脊柱的长度缩短,身高就降低。而经过一整夜的睡眠,椎间盘恢复了原状,便出现了"早高晚矮"的有趣现象。对于体重来说,影响因素就更多了,早晚、排泄前后、进食前后、运动前后等所测量的体重有很大差别。

家庭测量身高要注意:

(1)使用器材:如果有身高坐高计最好,没有的话在墙上画身高线、贴卡通身高图都可,需注意的是,得用钢尺校准一下。

(2) 测量时间:最好是早上刚起床。另外每月选择一个固定日期测量,比如孩子出生的日子。

(3) 测量方法:以身高墙线为例。孩子光脚,立正姿势站在平坦地面上,足跟、骶骨部及两肩胛间区与墙面身高线相接触(三点靠立柱,注意后脑勺不要挨着墙),眼睛平视前方。家长站在孩子右侧,将普通硬尺子(孩子笔袋里就有)与地面平行轻压于孩子头顶,家长双眼应与尺子等高进行读数。记录身高以厘米为单位,精确到小数点后一位(如 145.5 厘米)。

(4) 注意事项:尺子与头部接触时,松紧要适度,头发蓬松者要压实,头顶的发辫、发结要放开,饰物要取下。

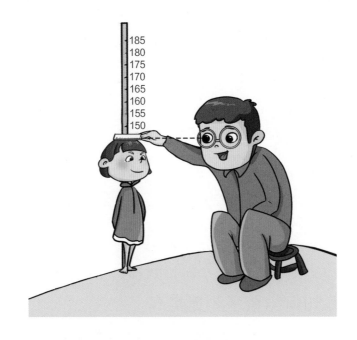

7. 家庭如何给孩子测量体重

家庭测量体重要注意:

(1) 使用器材:标准要求是杠杆秤,但一般家里买的可能是弹簧秤或电子秤,注意上下秤动作要轻,而且使用时间久了弹簧秤就不太准了,需及时更换。

(2) 测量时间:早上起床,排便后,进食前。同样每月选择一个固定日期测量,最好与测身高日期相同。

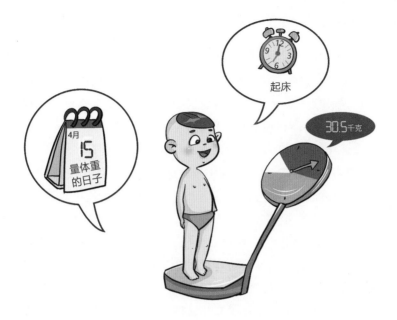

（3）测量方法：体重秤放在平坦地面上，调整指针至 0 点刻度。孩子只穿内衣裤，站立在秤台中央。体重读数以千克为单位，精确到小数点后一位（如30.5 千克）。

家长手绘生长曲线，来记录孩子的身高体重，初步了解孩子的营养与发育情况。看着节节攀升的曲线，家长和孩子都会很有成就感。当然，这也有助于我们及时发现问题。

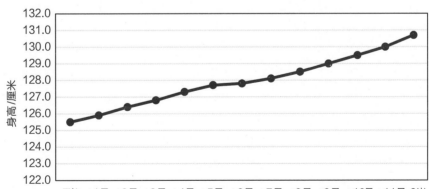

生长曲线示意图

9. 我的孩子身高正常吗

身高是家长最关注的体格指标,爸爸妈妈都希望孩子长成"大长腿"。身高的确是反映孩子营养与健康状况的稳定指标,长期营养不良或受慢性疾病困扰的孩子,身高发育会明显迟缓。那么如何判定孩子身高是否正常?

家长最常用的身高判别参照就是"别人家的孩子"——"我儿子比小芳大3个月,怎么还比她矮呢?""我女儿比同桌高,那就没问题了!"……的确,与同龄人比较是方便可行的,家长参加学校开放活动时,不妨比较一下自己孩子和同班级同学的个头,是可以得到初步结论的。但是,这样的比较并不完全科学。

首先,孩子的发育是有性别差异的,尽管您儿子比小芳大3个月,但小芳的青春期已经启动,而您儿子要落后1~2年才起步,暂时的落后是真的落后吗?当然不是,男孩的身高发育可是后劲十足!再者,即使在一个班级内进行比较,人数还是太少,缺乏代表性,有可能使您得出错误结论。

表2和表3是依据我国大样本儿童调查结果制定的参考标准,将孩子身高发育水平分成5个等级,即下等、中下等、中等、中上等、上等。如果孩子身高判定为"下等",表明孩子生长迟缓,您一定要及时带孩子去专科就诊,查找原因,不可擅自服用促生长的保健品等。

表2　女孩身高发育等级划分标准(单位:厘米)

年龄(岁)	下等	中下等	中等	中上等	上等
7	<112.29	<118.21	118.21~130.05	>130.05	>135.97
8	<116.83	<123.09	123.09~135.59	>135.59	>141.84
9	<121.31	<128.11	128.11~141.71	>141.71	>148.51
10	<126.38	<133.78	133.78~148.57	>148.57	>155.97
11	<132.09	<139.72	139.72~154.99	>154.99	>162.63
12	<138.11	<145.26	145.26~159.56	>159.56	>166.71
13	<143.75	<149.91	149.91~162.23	>162.23	>168.39
14	<146.18	<151.98	151.98~163.58	>163.58	>169.38
15	<147.02	<152.74	152.74~164.19	>164.19	>169.91
16	<147.59	<153.26	153.26~164.60	>164.60	>170.27
17	<147.82	<153.50	153.50~164.86	>164.86	>170.54
18	<148.54	<154.28	154.28~165.74	>165.74	>171.48

注:摘自《7岁~18岁儿童青少年身高发育等级评价》(WS/T 612—2018)。

表3　男孩身高发育等级划分标准(单位:厘米)

年龄(岁)	下等	中下等	中等	中上等	上等
7	<113.51	<119.49	119.49~131.47	>131.47	>137.46
8	<118.35	<124.53	124.53~136.90	>136.90	>143.08
9	<122.74	<129.27	129.27~142.35	>142.35	>148.88
10	<126.79	<133.77	133.77~147.75	>147.75	>154.74
11	<130.39	<138.20	138.20~153.82	>153.82	>161.64
12	<134.48	<143.33	143.33~161.03	>161.03	>169.89
13	<143.01	<151.60	151.60~168.78	>168.78	>177.38
14	<150.22	<157.93	157.93~173.34	>173.34	>181.05
15	<155.25	<162.14	162.14~175.91	>175.91	>182.79
16	<157.72	<164.15	164.15~177.01	>177.01	>183.44
17	<158.76	<165.07	165.07~177.70	>177.70	>184.01
18	<158.81	<165.12	165.12~177.73	>177.73	>184.03

注:摘自《7岁~18岁儿童青少年身高发育等级评价》(WS/T 612—2018)。

　　上述表格中缺乏6岁孩子数据,按照《儿童青少年发育水平的综合评价》(GB/T 31178—2014)标准,6~7岁女孩身高小于107.4厘米,男孩身高小于108.7厘米即为生长迟缓。

　　当然了,每个孩子的生长发育受遗传、膳食营养、家庭和学校环境、物理环境和气候变化、社会文化环境等因素的共同影响,存在明显的个体差异,我们需尊重个体发育的多样性。人本来就是有高有矮、有胖有瘦的,我们不能一味追求孩子身高"上等",高和矮各有自己的风采,中下等及以上都属于正常。而超常身高的孩子也有可能是疾病导致的。

9. 孩子长个儿的关键期是什么时候

　　婴幼儿期和青春期是整个儿童期生长发育最快的时期,又称为"生长突增期"。好吧,现在孩子已经不是一个小婴儿了,那我们就应该抓住青春期!

　　青春期是最佳的追赶生长机会,也是最后一次机会!一旦错过,迈入成年期后机体就很少发育了。所以,青少年阶段是人生"第二个十年的第二次机会",可以弥补"第一个十年"欠下的营养债和生长债。

需要注意的是,每个孩子的发育有先有后。前面我们讲过,女孩比男孩的青春期开始要早,因此五、六年级开始,女生就比男生要高了,但男孩的后劲很足,最终会在初二、三时超过女生。即使同样是男孩,也有人蹿个儿早些,有人晚些。所以,身高生长是"长跑"项目,一时的领先不意味着最先到达终点!

此外,一年之中草长莺飞的春天(3~5月)也是儿童身高发育的关键时期。

小贴士：

青春期一般指10~19岁,女孩儿比男孩儿早开始1~2年。

青春期开始的标志是身高的快速发育(蹿个儿),尤其集中在头2~3年(青春早期)。

10. 怎么吃能让孩子长高个儿

孩子的身高是遗传和环境因素综合作用的结果。父母是孩子生长发育的"模板",那如果父母身高偏矮的话,孩子就没有可能长成高个了吗? 当然不是。孩子现在的生活条件和父母小时候相比有很大的改善,也就是说,孩子生长在更肥沃的"土壤"里,因此非常有可能超越父母,长成"大长腿"!

(1)合理营养是儿童生长的"土壤":如同树苗扎根存活的关键是一隅富饶的土壤一样,合理营养就是儿童这棵同样娇嫩而生机勃勃的小树苗生长必需的"土壤"。从大的方面讲,按照膳食指南建议的平衡膳食模式——食物多样、谷类为主,多吃蔬果、奶类、大豆,适量吃鱼、禽、蛋、瘦肉,基本就可以满足孩子的身体需要。其中,有几类营养素与身高生长关系极其密切,而中国儿童的膳食结构又容易缺乏,因此要特别关注。

1)蛋白质:人体骨骼的1/3由蛋白质构成,它是骨骼这个"高楼大厦"的"钢筋"结构。如果缺乏蛋白质,孩子骨骼的生长就会受限。蛋白质主要的食物来源是鱼虾等水产品、畜禽肉、蛋、奶和豆制品,因此每天要保证1个鸡蛋、1杯奶、1掌心大小的鱼、1掌心大小的肉、1~2两豆腐,尤其大豆制品(豆腐、豆浆等)既是优质蛋白的来源,又可以避免过多摄入脂肪。

2)钙:是骨骼中的"水泥"结构,决定了骨骼的硬度。钙最好的食物来源是奶制品(鲜奶、酸奶等),因此每日一杯奶,很有必要! 豆制品、绿色蔬菜中也含有一定量钙。

3) 其他营养素:如铁、锌、碘都和孩子骨骼生长有着密切的关系,这些营养素的缺乏会导致身高发育不足。铁、锌的主要来源是红色的肉类和动物肝脏,每周吃 1~2 次动物肝脏是合适的。碘的食物来源主要是海产品(海带、紫菜等,每周至少吃一次)和强化碘盐。

(2) 户外活动是儿童生长的"阳光":万物都有"趋光性",人体也一样。我们的皮肤下潜伏着一个超级能量源——胆固醇,在太阳光紫外线的照射下,它可以在体内转变为一种非常重要的营养素——维生素 D。维生素 D 和钙就像一对密不可分的朋友一样,维生素 D 可促进钙在小肠的吸收,并有利于骨骼生长。富含维生素 D 的食物种类较少,因此这是一种很奇妙的阳光营养素。但是要注意,第一不要在室内晒太阳,因为玻璃会阻挡紫外线;第二户外活动时不要捂得太严实,皮肤得适度暴露在阳光下。

适当的中高强度身体活动还会通过肌肉的牵扯刺激骨骼发育,热爱运动的孩子往往也是个子较高的! 所以,孩子每天至少要保证 2 小时白天户外活动,1小时中高强度运动,以及每周 3 次强壮骨骼的运动(跑步、跳绳、篮球、排球等)。

11. 怎么判断孩子的体重是否正常呢

除了个子,胖瘦也是家长非常关心的话题,孩子过胖或过瘦,都是营养不良的表现!

"目测"是家长们常用的判定方法,但缺乏科学性,目前国内外常用的评价体重的科学指标是体质指数(BMI),计算公式为:

$$BMI(千克/米^2) = 体重(千克)/身高^2(米^2)$$

对于 18 岁以上成年人(如家长自己)而言,18.5 千克 / 米^2≤ BMI<24 千克 / 米^2 为正常,<18.5 千克 / 米^2 为体重低下,≥24.0 千克 / 米^2 为超重(肥胖前期),≥28.0 为肥胖。18 岁以下儿童则需根据性别、年龄来判定,表 4、表 5 可帮助家长正确判定孩子的体重。

小贴士:

比如:7 岁孩子,身高 125.1厘米(1.251 米),体重 23.5 千克,那么 BMI=23.5/1.251^2=15.0(千克 / 米^2)

表4　儿童青少年 BMI 筛查消瘦界值范围(单位:千克/米^2)

年龄/岁	女		男	
	中重度消瘦	轻度消瘦	中重度消瘦	轻度消瘦
6.0	≤12.8	12.9~13.1	≤13.2	13.3~13.4
6.5	≤12.9	13.0~13.3	≤13.4	13.5~13.8
7.0	≤13.0	13.1~13.4	≤13.5	13.6~13.9
7.5	≤13.0	13.1~13.5	≤13.5	13.6~13.9
8.0	≤13.1	13.2~13.6	≤13.6	13.7~14.0
8.5	≤13.1	13.2~13.7	≤13.6	13.7~14.0
9.0	≤13.2	13.3~13.8	≤13.7	13.8~14.1
9.5	≤13.2	13.3~13.9	≤13.8	13.9~14.2
10.0	≤13.3	13.4~14.0	≤13.9	14.0~14.4
10.5	≤13.4	13.5~14.1	≤14.0	14.1~14.6
11.0	≤13.7	13.8~14.3	≤14.2	14.3~14.9
11.5	≤13.9	14.0~14.5	≤14.3	14.4~15.1
12.0	≤14.1	14.2~14.7	≤14.4	14.5~15.4
12.5	≤14.3	14.4~14.9	≤14.5	14.6~15.6
13.0	≤14.6	14.7~15.3	≤14.8	14.9~15.9
13.5	≤14.9	15.0~15.6	≤15.0	15.1~16.1
14.0	≤15.3	15.4~16.0	≤15.3	15.4~16.4
14.5	≤15.7	15.8~16.3	≤15.5	15.6~16.7
15.0	≤16.0	16.1~16.6	≤15.8	15.9~16.9
15.5	≤16.2	16.3~16.8	≤16.0	16.1~17.0
16.0	≤16.4	16.5~17.0	≤16.2	16.3~17.3
16.5	≤16.5	16.6~17.1	≤16.4	16.5~17.5
17.0	≤16.6	16.7~17.2	≤16.6	16.7~17.7
17.5~18.0	≤16.7	16.8~17.3	≤16.8	16.9~17.9

注:摘自《学龄儿童青少年营养不良筛查》(WS/T 456—2014)。

表5　儿童青少年 BMI 筛查超重肥胖界值范围（单位：千克／米^2）

年龄／岁	女		男	
	超重	肥胖	超重	肥胖
6.0	16.2~17.5	≥17.5	16.4~17.6	≥17.7
6.5	16.5~17.9	≥18.0	16.7~18.0	≥18.1
7.0	16.8~18.4	≥18.5	17.0~18.6	≥18.7
7.5	17.2~18.9	≥19.0	17.4~19.1	≥19.2
8.0	17.6~19.3	≥19.4	17.8~19.6	≥19.7
8.5	18.1~19.8	≥19.9	18.1~20.2	≥20.3
9.0	18.5~20.3	≥20.4	18.5~20.7	≥20.8
9.5	19.0~20.9	≥21.0	18.9~21.3	≥21.4
10.0	19.5~21.4	≥21.5	19.2~21.8	≥21.9
10.5	20.0~22.0	≥22.1	19.6~22.4	≥22.5
11.0	20.5~22.6	≥22.7	19.9~22.9	≥23.0
11.5	21.1~23.2	≥23.3	20.3~23.5	≥23.6
12.0	21.5~23.8	≥23.9	20.7~24.0	≥24.1
12.5	21.9~24.4	≥24.5	21.0~24.6	≥24.7
13.0	22.2~24.9	≥25.0	21.4~25.1	≥25.2
13.5	22.6~25.5	≥25.6	21.9~25.6	≥25.7
14.0	22.8~25.8	≥25.9	22.3~26.0	≥26.1
14.5	23.0~26.2	≥26.3	22.6~26.3	≥26.4
15.0	23.2~26.5	≥26.6	22.9~26.5	≥26.6
15.5	23.4~26.8	≥26.9	23.1~26.8	≥26.9
16.0	23.6~27.0	≥27.1	23.3~27.0	≥27.1
16.5	23.7~27.3	≥27.4	23.5~27.3	≥27.4
17.0	23.8~27.5	≥27.6	23.7~27.5	≥27.6
17.5~18.0	23.9~27.7	≥27.8	23.8~27.7	≥27.8

注：摘自《学龄儿童青少年超重与肥胖筛查》（WS/T 586—2018）。

12. 超重肥胖的孩子该怎么吃呢

近三十余年我国儿童青少年超重肥胖呈快速上升趋势,男孩高于女孩,城市孩子高于农村孩子。2014年"中国学生体质与健康调研"结果显示,7~18岁儿童青少年超重肥胖率分别为:城市男生28.2%、城市女生16.4%、农村男生20.3%、农村女生12.8%。近些年农村地区超重肥胖增长速度明显加快。

超重肥胖儿童的体重控制以保证其正常生长发育、体重适度增长为目标,实行以家庭和学校为基础、合理膳食和适度身体活动为主的综合干预,并配合认知行为干预,以及家庭和学校的环境支持。一般不主张采用药物疗法,并禁用手术疗法。追求快速减轻体重也是不可取的,可能影响其正常生长发育。

(1)调整膳食结构:儿童超重肥胖发生的根本原因是能量摄入多于消耗,而多余能量则以脂肪形式储存起来。因此适当限制能量摄入是控制体重的有效手段之一。但需注意的是,在成人减重过程中尝试的极低能量膳食(饥饿和半饥饿疗法)、低碳水生酮饮食、轻断食等方式,并不适用于儿童。

对于孩子而言,在满足平衡膳食模式基础上,应当少吃高脂肪高糖食物,如油炸食品、含糖饮料、糖果蜜饯、巧克力、冷饮、甜点、膨化食品、西式快餐、肥肉、黄油等,以低脂奶代替全脂奶,并适当减少畜禽肉类摄入。此外家庭烹调时多采用蒸、煮、凉拌和快炒,炒菜少用油,少用煎和油炸方式。

膳食结构"减"的同时还要"加"——增加富含膳食纤维、维生素、矿物质以及优质蛋白的食物,每天至少一顿全谷物或粗杂粮,保证顿顿有蔬菜、天天有水果。增加豆制品(豆腐、豆浆等)摄入。足量饮白水。

(2)纠正饮食行为:合理膳食不仅包括膳食结构的改变,也包括膳食制度和饮食行为的改变,比如每天吃早餐,避免孩子中午因饥饿导致过量进食;适当减少晚餐能量,不吃夜宵;若吃零食,应选择少量的低脂奶制品、蔬菜、水果等;鼓励孩子减慢吃饭速度,进食当时只吃七八分饱;用小号餐具进餐;进食要专注,不要一边看视频一边吃东西;减少家庭在外就餐和外卖等。

对于重度肥胖的孩子,可去医院营养科就诊,由专业人员根据孩子的年龄性别等情况,制定有针对性的营养处方以及食谱,家庭遵照执行即可。

(3)适度运动:身体活动是人体能量消耗中最容易调整的,在合理膳食的基础上辅以适度运动是孩子控制体重的主要手段。

胖孩子常因运动时气短、动作笨拙怕小伙伴嘲笑等不愿意锻炼,因此要鼓励他们多参加力所能及的运动,如快走、慢跑、上下楼梯、跳绳、打球、游泳、骑自行车、爬山等，可以根据天气、居住环境、场地等具体情况选择运动方式。运动量宜循序渐进，逐渐达到每天中高强度运动 60 分钟及以上的目标。

除体育锻炼外，家长要鼓励孩子做一些力所能及的家务，如扫地、拖地、洗碗、整理房间等。采用绿色出行，争取在孩子每日往返学校的交通中适当安排步行或骑行时间。

（4）认知行为干预：无论合理膳食还是适度运动，归根结底都属于行为干预。而行为的改变分为获取知识、产生信念和形成行为三个连续过程，知识是行为改变的基础，信念和态度是行为改变的动力。家长应抓住一切适宜机会对孩子进行营养健康教育，提高孩子对于平衡膳食的认知及其营养健康素养水平，促进健康行为的养成。

家长和孩子一起分析，识别出日常不健康的行为和生活方式，设定矫正的具体目标和时间，包括短期的行为改变计划和长期的体重控制目标，比如不再喝含糖饮料、不再吃快餐、每天吃蔬菜水果、每周运动至少 5 天、每天看视频时间控制在 1 小时以内等，并每周测量一次体重。孩子达到预期目标时要给予及时的奖励，这样可以进一步强化孩子的健康行为。

（5）家庭环境支持：家庭成员（如父母）的食物喜好、饮食行为、饮食心理和情绪，关于食物的约束、奖励、惩罚规定，以及家庭经济状况、在外就餐的频率、健康相关的知识态度行为等构成了家庭食物环境，它会在诸多方面对孩子的食物喜好以及饮食行为产生不同程度的影响。比如，家庭经常提供蔬菜，孩子对蔬菜的接受度就会更高。所以，家长的言传身教对于孩子是非常重要的，良好的家庭食物环境有助于孩子保持健康体重。

13. 孩子太瘦了，怎么吃呢

目前我国儿童的体重是"扁担翘两头"，超重肥胖和消瘦齐头并进。

对于明显消瘦的孩子，家长首先要带孩子就医，由专业人员排查消瘦是否为疾病原因导致，如结核、内分泌疾病、消化道疾病等。大部分孩子消瘦都是和不健康饮食行为有关，如挑食偏食、进食不规律等。

儿童时期是培养健康饮食行为的最佳时期。家长对孩子的食物选择起着潜移默化的作用，如果家长挑食，孩子也会挑食，所以家长应以身作则，鼓励孩子认识并尝试吃各种各样的食物，避免形成食物偏好。

对于孩子的挑食偏食行为，应早发现、早纠正，可以通过改变烹饪方式、食物搭配、色彩搭配、少量多次尝试、和家人一起进餐、不以零食代替正餐、对食物进行正向评价、表达对食物的喜爱、营造愉悦进餐氛围等方式予以纠正。限制进食或强迫进食不利于纠正偏食挑食。限制进食在短期内对孩子的饮食选择有一定的作用,但一旦有机会,孩子会吃更多被限制或禁止的食物,这对于孩子食物多样性的长期影响是消极的。

需要注意的是,青春期少女的消瘦有部分是源于对自己体型的不科学认知,一味追求"骨感美",从而导致过度节食以及消瘦。此种情况下,父母需让孩子了解青春期发育的基本特点和规律,让孩子接受女性特有体型,逐渐纠正不健康的饮食心理和行为。

增加身体活动量、进而改善食欲也是帮助孩子恢复正常体重的有效手段。

小贴士:

孩子消瘦不可过多摄取高能量(高脂肪高糖)食物,避免体重过快增长,出现脂代谢异常。

14. 怎么吃能让孩子更聪明呢

孩子是否聪明体现在很多方面,如学业成绩、心理行为、人际交往等。除和遗传有关外,家庭环境(经济状况、家庭成员受教育水平、夫妻及亲子关系等)、社区环境、学校环境、社会文化环境等,均和孩子的心理行为及认知发育关系密切。膳食营养只是其中一个小方面,主要是为孩子的大脑发育及脑功能成熟提供物质基础。

(1)蛋白质:蛋白质与大脑的记忆活动关系密切,并且参与脑代谢,增强大脑皮层的兴奋和内抑制功能,提高大脑功能活动的效率。蛋白质缺乏的孩子不爱动、易疲乏、记忆力减退,甚至出现智力障碍。所以要保证孩子摄入富含优质蛋白的鱼禽畜蛋等动物性食物以及大豆制品,如每日1杯奶、1个蛋、1手掌心鱼、1手掌心肉、1杯豆浆或1~2两豆腐等。但是一般没有必要给孩子补充高蛋白粉甚至静脉输注氨基酸等。

(2)碳水化合物:大脑活动所需能量主要由碳水化合物供应,所以它是大脑运转的"燃料",孩子长时间不进食就会头晕眼花就是这个道理。为此要保证孩子一日三餐规律进食,尤其早餐一定要吃,且顿顿有主食。另外如需要可以给孩子课间补充些富含碳水化合物的加餐,如奶制品、水果、全麦面包等。

含糖饮料、甜食等虽然也可为孩子提供碳水化合物,但由于其引发的血糖反应并不稳定,急升急降,反而不如谷薯类中的淀粉缓慢吸收,能较长时间维持血糖稳定,对大脑更有利。

(3) 脂类:磷脂是构成脑细胞的主要成分,而磷脂的结构中需要两种重要的脂肪酸,即花生四烯酸(ARA)和二十二碳六烯酸(DHA)——这是婴幼儿配方奶粉广告中经常出现的名词。ARA 主要由日常烹调用植物油(玉米油、豆油、花生油)中的亚油酸在体内转化而来,中国居民摄入量并不少。而 DHA 主要的食物来源是脂肪含量高的海鱼,如金枪鱼、三文鱼、带鱼等,内陆地区居民相对吃得较少,所以家里应尽量保证每周给孩子吃 1~2 次海鱼。另外,孩子吃太多富含饱和脂肪酸的食物如肥肉、畜肉等反而会影响神经发育。

(4) 矿物质:钙、铁、锌、碘等与孩子的大脑发育关系密切,尤其铁缺乏可导致血红蛋白水平下降,从而使机体处于缺氧状态。大脑的需氧量占全身的20%~25%,处于发育期的孩子大脑所需要的氧更多,因此铁缺乏的孩子可表现为多动、注意力不易集中、学习困难等。富含铁的食物主要是红肉、动物肝脏、动物血等,最好每周给孩子吃 1~2 次动物肝脏。此外家里要选择强化碘盐,每周至少吃一次海产品以增加碘摄入。

(5) 维生素:B 族维生素是大脑智力活动的助手,帮助脑内蛋白质和碳水化合物的代谢,动物性食物(瘦肉、动物肝脏、奶、蛋黄、鱼等)以及粗加工粮谷类(全麦、粗杂粮)富含 B 族维生素。维生素 C 和大脑中化学信号(神经递质)的合成有关,因此要多吃新鲜蔬菜水果。

15. 怎么吃能增强孩子免疫力呢

人体免疫系统就如同一个国家的防御体系,可以保证内环境的相对稳定,抵御病原体的侵袭。免疫力低下的孩子表现为总爱生病,容易感冒、腹泻、发热等,甚至影响孩子的生长发育,导致孩子个子偏小或消瘦。

营养是免疫的基石,对于各级免疫系统都有促进和改善作用。维生素 A 可以促进皮肤黏膜正常分化,动物肝脏、深色蔬菜是其良好来源,为此要保证每日蔬菜中深色蔬菜占一半以上。铁、锌等矿物质与白细胞数量有关,红肉和动物肝脏是其良好来源。蛋白质、维生素 C 等参与抗体形成,鱼禽畜蛋、大豆制品富含优质蛋白,而维生素 C 主要来自新鲜蔬果。

16. 怎么吃能增强孩子的运动能力呢

　　中小学阶段是孩子体能发展的关键时期,孩子的运动能力如速度、柔韧性、平衡能力等主要和日常训练关系密切,每日保证 60 分钟以上中高强度活动,每周至少参加 3 次增强肌肉和骨骼的运动,对于肌肉和体能的发育具有重要意义。膳食营养可为运动能力的发展提供物质基础,尤其和运动器官如骨骼、肌肉、韧带等的发育有关。

　　(1) 蛋白质:参与构成骨骼和肌肉。骨组织的 1/3 由蛋白质构成,蛋白质缺乏会影响孩子骨骼的发育,甚至容易发生骨折。高蛋白饮食配合适宜训练可以有效增加肌肉组织。

　　(2) 钙和磷:是骨骼的主要成分(约占 2/3),钙缺乏会影响骨骼的硬度。每日 300~500 克奶制品可增加钙的摄入。维生素 D 可促进消化道钙吸收,促进长骨钙的沉积。每日两小时户外活动可帮助机体合成所需维生素 D。

　　(3) 铁:是构成肌红蛋白的原料,铁缺乏会影响骨骼肌有氧代谢。红肉和动物肝脏富含铁。新鲜蔬菜水果中的维生素 C 可促进消化道铁吸收,而且还参与骨骼中胶原蛋白合成。

　　(4) 碳水化合物:可以糖原形式贮存在肌肉中,满足肌肉活动时的能量供应。

二、孩子的平衡膳食

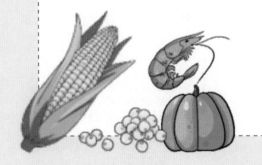
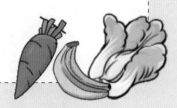

营养以食物为载体,那么您知道每类食物的营养特点吗?孩子每天该吃多少呢?有没有简易的方法去判断孩子的餐盘是否健康呢?理解本章,您将成为更懂孩子的营养指导员。

1. 孩子的营养从哪里来

每个家长都希望自己的孩子身体健康,那么均衡的营养、适量的运动和充足的睡眠就是必不可少的,而均衡的营养是维持身体健康最基础的条件。

那么营养又是从哪里来的呢?主要是从各种各样的食物里获得。食物提供身体所需的碳水化合物、蛋白质、脂肪、维生素、矿物质等各种营养素和膳食纤维、植物化学物等营养成分。而营养讲究均衡,是通过合理的膳食结构和良好的饮食行为来实现的。

2. 食物分为哪几类?各有什么营养特点

营养学将食物分成五大类:谷薯类、蔬菜和水果类、动物性食物、大豆和坚果类、纯能量食物。

(1)谷类就是通常所说的主食,比如大米、小米、玉米、高粱和面粉等,主要提供碳水化合物、维生素、矿物质和蛋白质,是孩子平衡膳食的基础。其丰富的碳水化合物,是提供孩子所需能量的最主要、最经济的来源。谷粒糊粉层和胚芽中含有丰富的 B 族维生素,而精加工粮食恰好是糊粉层和胚芽层碾磨程度较大,也就丧失了不少 B 族维生素。薯类包括马铃薯、山药、芋头等,含有丰富的淀粉、维生素和矿物质,蛋白质和脂肪含量较低。另外薯类富含的膳食

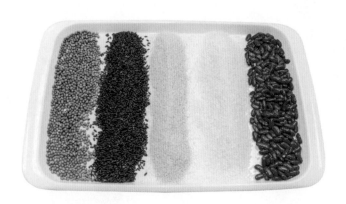

纤维可促进孩子的肠道蠕动,预防便秘。

(2) 蔬菜和水果含有丰富的维生素、矿物质、膳食纤维和植物化学物,脂肪含量很低。蔬菜的碳水化合物含量通常较低,而水果则能提供丰富的果糖等碳水化合物。新鲜的蔬菜水果种类多、颜色多、口味多,在增加食欲、促进消化、满足食物多样化、促进孩子身体健康方面起着重要的作用。薯类兼有谷类和蔬菜的特点,因其富含碳水化合物,通常将其归于谷薯类。

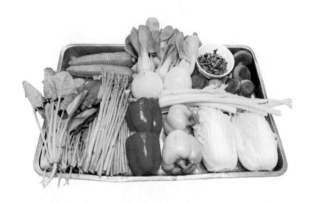

(3) 动物性食物包括鱼、禽、畜、蛋和奶类,主要为孩子提供蛋白质、脂肪、矿物质和部分维生素(以维生素 A、维生素 D 和 B 族维生素为主)。不同的动物性食物各具特色,如瘦肉的铁、贝壳类的锌、奶类的钙、水产品的多不饱和脂肪酸、蛋类的优质蛋白质等,所以日常饮食中要注意动物性食物的互换。

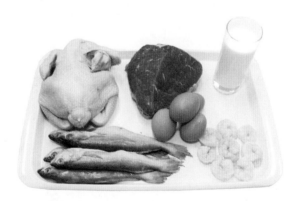

(4) 大豆包括黄豆、黑豆和青豆,含有丰富的优质蛋白质,其中赖氨酸含量较多,正好可以弥补谷类蛋白中的不足,经常给孩子谷类食物搭配大豆制品配合食用,可以起到蛋白质互补的效果,传统的食物——豆面就体现着这一互

补的智慧。大豆还含有不饱和脂肪酸、钙、钾和维生素E。坚果是种子类食物，有的富含油脂，比如瓜子、花生、开心果、核桃、腰果等，有的富含淀粉，比如栗子。坚果通常是一种高能量的食物，所以食用时应适可而止。其所含的脂肪以不饱和脂肪酸为主，还富含矿物质、维生素E和B族维生素。

（5）纯能量食物包括烹饪用的动植物油、淀粉、糖等等，还有酒类也归于此类。糖和淀粉主要提供能量，动植物油除提供能量外，还提供脂肪酸和维生素E。植物油以不饱和脂肪酸为主，动物油以饱和脂肪酸为主，日常饮食中我们要增加不饱和脂肪酸的比例，故烹调用油应以植物油为主。

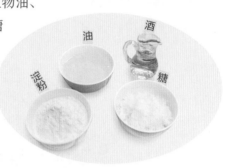

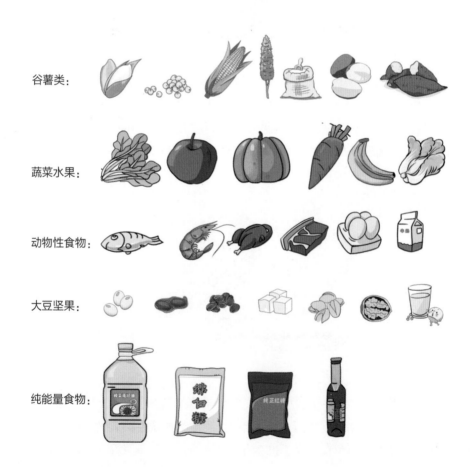

谷薯类：

蔬菜水果：

动物性食物：

大豆坚果：

纯能量食物：

3. 粗粮和细粮有什么区别

　　细粮就是我们常说的精加工过的白米白面。它们在加工中,富含B族维生素、矿物质和膳食纤维的谷皮、糊粉层、胚芽被抛弃,只留下淀粉含量高的胚乳,看起来白白净净的。它们口感好,然而B族维生素、膳食纤维等丢失较多,长期食用对健康不利。

　　粗粮包括碾磨程度比较低的糙米、全麦,还有玉米、高粱、荞麦、燕麦等杂粮,以及红豆、绿豆、花豆等各种杂豆。粗粮保留了更多的B族维生素和膳食纤维,营养上更胜一筹,但若小孩子摄入过多,消化能力跟不上,很可能胀肚,这时就显得"过犹不及"了。所以,建议每天吃全谷物和杂豆类食物占一天谷物的1/4~1/3。在烹饪时注意粗细搭配,才是膳食正确的打开方式。

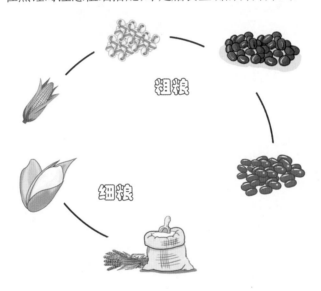

4. 深色蔬菜和浅色蔬菜有什么区别

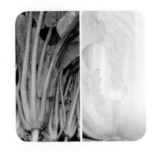

　　蔬菜按颜色可以分为两大阵营,一类色彩绚丽的被称为深色蔬菜,如深绿色、深红色、橘红色、黄色和紫红色,一类色彩相对浅淡的被称为浅色蔬菜,如白色、浅绿色。深色蔬菜是蔬菜界的"扛把子",通常它所含有的维生素、矿物质以及植物化学物质要比浅色蔬菜更丰富。

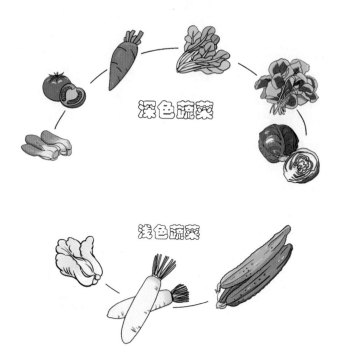

但是像黄瓜和茄子这样的比较有迷惑性,家长们看到它的皮是深色的,就自然而然地认为黄瓜和茄子也是深色蔬菜,这是不正确的。那么我们如何判断呢？最简单的方法就是看它的"肉"是深色还是浅色,我们说的深色蔬菜要是"内外皆深"才可以。所以黄瓜和茄子属于浅色蔬菜。

您在购买应季新鲜蔬菜的前提下,要多为孩子提供像菠菜、油菜、紫甘蓝、胡萝卜等深色食物,每天要保证吃的蔬菜量有一半以上是新鲜的深色蔬菜。

小贴士:

深色蔬菜举例:

深绿色:油麦菜、菠菜、空心菜、油菜;

深红色、橘红色、黄色:西红柿、胡萝卜、南瓜、彩椒;

紫红色:红苋菜、紫甘蓝。

5. 优质蛋白质只能从肉里补充吗

蛋白质的氨基酸模式接近人体,容易被我们吸收利用的就是优质蛋白质。很多家长知道鱼类、瘦肉等含有丰富的优质蛋白质,其实还有蛋类、奶及奶制品、大豆及其制品都是优质蛋白质的良好来源。

　　这里我们要特别提到大豆。在城市地区,孩子们普遍摄入的畜肉类是超标的,而大豆类远远不足,可以"减肉增豆"来调整膳食结构;而在农村地区,大豆及其制品是孩子优质蛋白质的重要来源,价格也相对便宜。

　　大豆类的做法也极为多样,炒黄豆、豆浆、豆腐脑、麻婆豆腐、凉拌豆腐丝、腐竹烧肉等,您可以变换食材和烹饪方式来提高孩子的进食兴趣。

6. 红肉和白肉哪个更好呢

　　红肉指的是在烹饪前颜色是红色的肉,比如猪肉、牛肉、羊肉等,大部分哺乳动物的肉都是红肉,它们的脂肪含量相对较高,以饱和脂肪酸为主。白肉一般指的是颜色为白色的肉,比如鱼肉、虾肉、贝类、鸡肉、鸭肉等,它们的脂肪含量相对低,含不饱和脂肪酸较多。

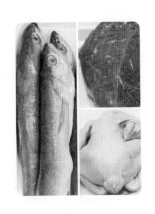

　　红肉白肉各有千秋,要根据需要来选择。比如,青春期的女生,多吃一些红肉,其中的铁含量和吸收率都比较高,补充经期流失的铁是极好的。再如,孩子已经比较胖了,那么选择脂肪含量更低的白肉则更为明智。

　　我们在长期工作中发现,内陆地区居民吃猪牛羊多一些,而鱼虾相对较少,所以在给孩子选择食材时,可以多选鱼虾等水产品,减少猪牛羊肉的消费量。

7. 牛奶和豆浆哪个好

　　牛奶是动物性食物,含有丰富的钙、优质蛋白质;而豆浆是植物性食物,蛋白质含量与牛奶相当,钙含量远不及牛奶,但脂肪含量更低,同时还含有丰富的植物甾醇。

　　很多食物,不是非此即彼的关系,而是两个都可以共存,牛奶和豆浆便是如此。我国孩子牛奶和大豆类的摄入量都是不足的,每天一袋牛奶加一杯酸奶,可满足300克奶的需求;每天350毫升豆浆,可基本满足25克大豆需求。

　　结合前面红肉白肉的选择,您大概可以悟出:食物很难去区分好坏,而是要根据孩子的饮食情况,吃得过多的要减量,吃得过少的要增量,即调整食物的种类和数量,让孩子有一个均衡的膳食结构。

小贴士:

喝完奶后如果孩子出现胃胀气、腹痛、腹泻等症状,说明孩子很有可能是乳糖不耐受,怎么办?

(1) 少量多次饮奶,每次饮奶时吃点谷类食物。

(2) 选择酸奶、奶酪等发酵型的乳制品。

(3) 选购低乳糖或无乳糖的奶。

9. 鸡蛋吃不吃蛋黄

鸡蛋本身的营养价值高,所含蛋白质的氨基酸构成与人体基本相似,这也就意味着蛋白质的吸收利用率高。以一个市售的 63 克的鸡蛋为例,我们来看一下营养素在鸡蛋中是怎么分布的(表6)。

表6　各种营养素在鸡蛋中的分布

营养素	蛋白	蛋黄
蛋白质 / 克	4.76	2.28
脂肪 / 克	约为 0	4.23
胆固醇 / 毫克	0	226.50
视黄醇 / 微克视黄醇活性当量	0	65.70
维生素 B_1/ 毫克	0.02	0.05
维生素 B_2/ 毫克	0.13	0.04
维生素 B_3/ 毫克	0.08	0.02
α- 维生素 E/ 毫克	约为 0	0.39
钙 / 毫克	3.69	16.80
磷 / 毫克	7.38	36.00
铁 / 毫克	0.66	0.98
锌 / 毫克	0.01	0.57
硒 / 微克	2.86	4.05

我们可以看到,蛋白中的蛋白质含量较多,但是蛋黄才是蛋类中维生素、矿物质和磷脂、胆碱的主要集中部位。蛋黄中的磷脂以卵磷脂和脑磷脂为主,卵磷脂具有降低血胆固醇的作用,并且能促进脂溶性维生素的吸收,对孩子的健康十分有益。所以吃鸡蛋时不要抛弃蛋黄。

同时有的家长也认为,蛋黄营养虽好,奈何胆固醇含量高,吃了对身体不好。其实人体是需要胆固醇的,合成激素、维生素 D、维持细胞的形态和功能,都需要胆固醇的参与,只要不摄入过多就行。对孩子而言,每天 1~2 个鸡蛋是合适的。

但是有的孩子不爱吃蛋黄,觉得蛋黄干,难以下咽。这个时候,改变一下烹调方法或者食用方法,比如做成炒鸡蛋、鸡蛋羹等,都是解决之道。

有的家长在买鸡蛋的时候,很在乎蛋皮的颜色,专门选购红皮蛋或是白皮蛋,总认为其中一个一定比另一个好,其实不然。有研究结果表明,两者营养素含量并无显著差异,蛋壳的颜色完全是由遗传基因决定的,就像我们有黄皮肤、白皮肤、黑皮肤的人。因此,在选购鸡蛋时,无需过分在意蛋皮的颜色。

9. 坚果可以放开了吃吗

坚果含有多种有益脂肪酸、矿物质、维生素等,是给孩子们加餐或者作为零食的佼佼者,也可以作为食材丰富烹饪菜式,兼具营养与美味于一身。但坚果其实是属于高能量的食物,适量摄入有益健康,如摄入过多,则容易导致总能量过剩,日积月累,不胖才怪。试想一下,孩子在看电视的时候,拿着一袋瓜子,一捧一捧地嗑着,不知不觉就会吃很多。所以说坚果虽有益,但家长们一定要注意孩子吃坚果的环境和量,平均每天 10 克左右(以果仁计)即可,大约是 14 颗花生仁或 2 个核桃仁的重量。

现在市面上常见的各种"综合坚果",每一小袋中含有多种坚果,还有一些蓝莓干、蔓越莓干等的果干,酸酸甜甜的很受孩子们的喜爱。要注意,这些果干并不是坚果,大部分都是果脯。果脯是由新鲜水果制成,在加工的过程中会损失部分维生素,同时因为水分减少或者额外添加糖,导致含糖量也不低。另外,这些预包装的坚果有很多是加工过的坚果,添加了油、盐、糖,所含的能量也比原味坚果高很多。所以,相对而言,原味坚果才是您和孩子最好的选择。

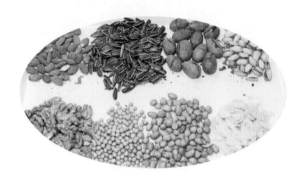

小贴士：
　坚果选原味，好吃
要适量。

10. 膳食模式是什么

　　膳食模式反映了食物的种类、数量和各部分所占的比例。一个国家或者地区的膳食模式受当地的食物资源、风俗、习惯等影响，是长期的历史发展的结果，不同地域或同一地域的不同人群一般都有自己独特的膳食模式。比如，我国居民是以粮谷、蔬菜为主的传统东方膳食模式，美国、澳大利亚等国家是以牛奶、肉等动物性食物为基础的西方膳食模式，而地中海地区则受当地盛产的橄榄油和鱼类等食物的影响，形成了地中海膳食模式。

　　我国虽属于东方膳食模式，但是随着经济社会文化的快速发展和全球化进程，我国居民的膳食模式也迅速"西化"：谷物的比例下降，肉的比例上升，而水果、乳类和大豆处于偏低水平，伴随而来的是国人肥胖、心血管疾病、糖尿病、高血压等疾病的发病率快速上升，可见膳食模式对健康有着广泛的影响。

11. 健康的膳食模式有哪些

　　目前全世界比较流行的膳食模式有以下几种：东方膳食模式（平衡膳食模式）、美式健康膳食模式、健康素食模式、地中海膳食模式和 DASH 膳食模式等。这些膳食模式的食物种类都比较丰富，注重营养的均衡，蔬菜都占了很大的比重。

　　东方膳食模式，就是以我国平衡膳食为代表的膳食模式。它以植物性食物为主，动物性食物较少，富含蔬菜水果，有适量的肉类、蛋、大豆、奶等食物提供优质蛋白，能量很大程度来自富含碳水化合物的谷物，来自于脂肪的则较少，这也是中国营养学会推荐的膳食模式。

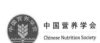 中国营养学会
Chinese Nutrition Society

中国居民平衡膳食宝塔（2016）

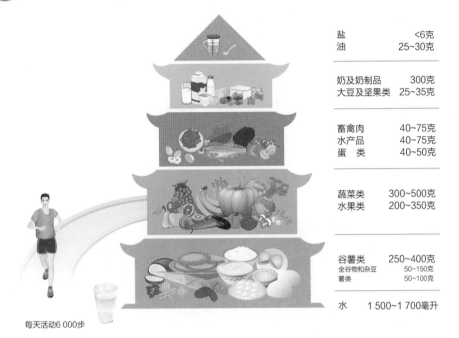

| 盐 | <6克 |
| 油 | 25~30克 |

| 奶及奶制品 | 300克 |
| 大豆及坚果类 | 25~35克 |

畜禽肉	40~75克
水产品	40~75克
蛋　类	40~50克

| 蔬菜类 | 300~500克 |
| 水果类 | 200~350克 |

谷薯类	250~400克
全谷物和杂豆	50~150克
薯类	50~100克

| 水 | 1 500~1 700毫升 |

每天活动6 000步

　　地中海膳食模式则是吸纳了地中海饮食中促进健康的食物,比如丰富的水果、海产品、豆类,畜禽肉类摄取量很少,脂肪的主要来源是橄榄油。

　　DASH膳食模式(预防高血压的饮食方法)建议人们每天吃足量的蔬菜、水果和全谷物,适量的脱脂或低脂奶制品、瘦肉、鱼类和坚果,限制盐、甜品、含糖饮料和红肉的摄入,是预防心血管疾病、高血压、糖尿病和其他代谢性疾病的首选膳食。

12. 孩子适合哪种膳食模式

　　对健康儿童,我们推荐平衡膳食模式,每天食物种类要覆盖谷薯杂豆类、蔬菜类、水果类、鱼禽畜蛋类、奶类、大豆类这几类食物,每天食物品种至少12种,每周25种。

　　如果从预防儿童青少年肥胖和其他慢性病的角度出发,DASH膳食模式也是不错的选择。

现在有一些宣称通过少吃、甚至不吃某类营养素来实现减肥的膳食模式，比如生酮饮食等，这些都属于不均衡、不可持续的膳食模式，不建议孩子使用。

小贴士：

主食是能量的主要来源，不吃主食，能减少能量摄入，短时间会有减肥效果，但是很难持续。肥胖儿童控制体重，更好的办法是在主食中减少细粮，增加粗杂粮和薯类的比例，这样既可以增加 B 族维生素和膳食纤维的摄入，同时也增加饱腹感，延缓饥饿，从而减少进食。

13. 孩子每天应该吃多少种食物

没有哪一种食物能够提供孩子所需的全部营养素（当然除了 6 个月以内的婴儿，此时母乳能够满足其全部营养需要），要想孩子长得高、更聪明，您一定要记得"食物多样化"！食物多样化就是类别多、品种多。孩子一天的食物不仅要覆盖谷薯杂豆类，蔬菜水果类，鱼禽畜蛋类，奶、大豆、坚果类这 4 大类别，而且要注意每类食物的品种要丰富，至少达到每天 12 种、每周 25 种。您可以参考表 7，评估一下孩子的饮食是否做到了多样化。

表 7　各类食物品种要求

食物类别	平均每天品种数	每周至少品种数
谷薯杂豆类	3	5
蔬菜水果类	4	10
鱼禽畜蛋类	3	5
奶、大豆、坚果类	2	5
合计	12	25

注：摘自《中国居民膳食指南(2016)》。

您不妨回忆一下孩子在过去的 24 小时内所吃的食物种类是否覆盖了 4 类食物，品种是否达到 12 种，如果能超过 20 种，一定要给您点个大大的赞！

需要注意的是，这儿的"品种"是以食物原料来衡量的。比如西红柿、黄瓜、茄子是蔬菜类别下的 3 个品种,但是馒头、面条、烙饼虽然形状不同,但都是面粉做的,食物品种只有一种。

小贴士:

这是一个孩子的菜单:

早餐:馒头、豆浆、鸡蛋;

午餐:大米饭、鱼香肉丝、西红柿炒鸡蛋;

晚餐:红豆粥、炝炒土豆丝、炒菠菜;

加餐:酸奶、苹果。

您看,这份日常的食谱覆盖了四大类食物,至少 13 种食品原料,是不是轻松满足了食物多样性的要求呢?

那么您还能改进一下这份食谱吗? 比如将馒头换成豆包,大米饭变成二米饭,炝炒土豆丝换成素炒三丝,炒菠菜变成桃仁菠菜,是不是品种更丰富了呢? 再比如,早餐增加一种蔬菜如黄瓜,晚餐加个鲫鱼汤,营养是否更均衡了呢?

14. 孩子每类食物要吃多少量呢

您已经知道了孩子要吃多少类食物,那么每类食物要吃多少量,才能满足他们的营养需要呢? 我们来看看表8。

这里给出的是一天的食物量,您可以大致按照早餐 25%~30%、中餐 35%~40%、晚餐 30%~35%,将重量分至三餐。比如 7 岁孩子一天吃 250~300 克主食,可按早餐 80 克、午餐 100 克、晚餐 100 克进行分配。对于不好分开吃的食物,比如奶类、水果一般不会分成三餐吃,您可灵活掌握,在一餐或两餐之间供给。表格里的量都是指可食部的生重,也就是指尚未烹调时,蔬菜的净菜、水果的果肉、排骨去骨、鱼去骨去刺等可以吃下去的重量。您买菜时多关注重量,渐渐地就有感性认知了。

附录 1、附录 2 是孩子的营养食谱,考虑到孩子多数时候是跟家人一起进餐,我们也提供了家庭食谱(附录 3、附录 4),供您参考。而附录 5 的食物互换表是您实现食物多样化的强大工具,学会使用它,您就可以在本书提供的食谱基础上,制订出适合自家习惯的食谱。

表8　6~17岁儿童青少年每天各类食物推荐摄入量(单位:克)

食物类别		6~8岁	9~11岁	12~14岁	15~17岁
谷薯杂豆类	谷薯杂豆类	250~300	300~350	350~400	350~400
蔬菜水果类	蔬菜类	300~350	350~400	400~450	450~500
	水果类	150~200	200~250	250~300	300~350
水产禽畜蛋类	禽畜肉类	30~40	40~50	50~60	60~70
	水产类	30~40	40~50	50~60	50~60
	蛋类	50	50	75	75
奶、大豆及坚果类	奶类	300	300	300	300
	大豆、坚果类	30	35	40	50
植物油		25	25	30	30
盐		5	5	5	5

注:均为原料可食部分生重;奶制品如奶酪等以鲜奶计;大豆制品如豆腐等以干黄豆计;盐包括食盐、酱油、鸡精、味精、酱类、咸菜等各种食品所提供的盐。

参考《学生餐营养指南》(WS/T 554—2017)制定。

 小贴士:

　　食物互换表提供了同一类别下、不同品种食物之间重量的互换关系。比如参考食谱里是土豆炖牛肉(用了40克牛肉),可您想做土豆炖排骨,那就参考附录5的表31:50克牛肉相当于85克猪排,那么40克牛肉按比例换成68克猪排就行了。

　　制定食谱时,还需要考虑4个搭配:主副搭配(主食、副食都要有),粗细搭配(粗粮、细粮比例合适),荤素搭配(荤菜、素菜都要有)、干稀搭配(适当配以粥、汤、奶等食物)。

15. 能快速判断孩子的餐盘是否健康吗

到这儿,您已经知道孩子"理论上"该吃多少了,但配餐是非常专业的事儿,要能够上手实践,还得多学多练,历经时日。而且孩子也有很多时候不在家吃饭,那有没有秘笈,能让我们一眼就能判断出孩子的餐盘健康不健康呢?当然是有的!那就是"3:2:1"原则。

意思是说,如果孩子的餐盘里,谷薯类:蔬菜及菌藻类:鱼禽畜蛋及大豆类大致达到3:2:1,那就是一份搭配合理的餐盘。这个比例是指煮熟后的体积比。不同年龄、性别的孩子食物量也许不同,但是这个比例是不变的。您可以从下图中,直观感受3:2:1的概念。

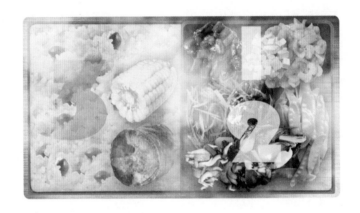

小贴士:

3:2:1餐盘,即是指烹调后的一份餐盘中,谷薯类:蔬菜及菌藻类:鱼禽畜蛋及大豆类的体积比例大致达到3:2:1,是快速判断餐盘是否健康的好方法,适合于评价中、晚餐。

16. 健康餐盘还有其他要求吗

除了"3∶2∶1"秘笈外,我们还根据食物多样性、减盐减油减糖等营养要求,制定了一份可供家长使用的打分表,包括基础分和加分,适用于对孩子中餐、晚餐的评价。基础分是应该做到的,加分是锦上添花、让餐盘更健康的方向。快来试着评价一下吧,看看孩子的餐盘哪些方面还可以做得更好(表9、表10)。

表9　健康餐盘基础项目评价参考

	评分项目	分值	评分规则
1	谷薯类∶蔬菜及菌藻类∶鱼禽畜蛋及大豆类的体积比例大致达到3∶2∶1	21	把餐盘分成6份,谷薯类占3份,蔬菜及菌藻类占2份,鱼禽畜蛋及大豆类占1份,符合该原则得分
2	食物种类(除调味品外)	10	食物种类在10种以上计10分;8~9种扣2分;6~7种扣4分;少于6种计0分
3	主食中提供粗杂粮	4	提供薯类、粗杂粮或者杂豆类中的两种或两种以上计4分;只有一种计3分;未提供计0分
4	蔬菜总量至少半碗(120克)	5	蔬菜总量大于或等于半碗(120克)计5分;蔬菜总量少于半碗(120克)计0分
5	提供多种蔬菜	5	提供3种及以上蔬菜计5分;提供2种蔬菜计4分;提供1种或未提供蔬菜计0分
6	盐适量	8	提供含盐量高的咸蛋、咸鱼、鲜肉、火腿香肠、咸菜之一的扣4分;总盐量>3克的扣4分
7	油适量	10	提供油炸食品或烧烤食品的扣4分;盘中有可见的油扣3分;用动物油或氢化植物油扣3分
8	不提供甜品和含糖饮料	7	提供甜品扣3分;提供含糖饮料扣4分
	合计	70	

注:参考《北京市"营"在校园健康餐盘优秀作品选》。

表 10　健康餐盘加分项目评价参考

	加分项目	分值	评分规则
1	提供菌藻类	3	提供菌藻类(如蘑菇、木耳、海带、紫菜等)加 3 分
2	提供大豆及其制品	4	提供大豆及其制品加 4 分
3	提供奶及奶制品	4	提供奶及奶制品加 4 分
4	提供蛋类	4	提供蛋类加 4 分
5	提供水产品	4	提供水产品加 4 分
6	提供水果	4	提供水果加 4 分
7	深色蔬菜超过一半	3	深色蔬菜重量超过一半加 3 分
8	不提供肥肉和肉皮	2	不提供肥肉和肉皮加 2 分
9	不提供高油或高盐的酱类	2	不提供高油(沙拉酱)或高盐(黄豆酱、豆瓣酱、腐乳)的酱类加 2 分
	合计	30	

注:参考《北京市"营"在校园健康餐盘优秀作品选》。

小贴士:

比一比,您的孩子能否做到?

红黄绿,黑白紫,多彩食物我都爱;

米和面,加杂粮,粗细混搭更有爱;

鲜蔬果,宜应季,开胃爽口惹人爱;

奶和豆,天天吃,健康强壮父母爱;

鱼肉蛋,要适量,好吃不胖大家爱;

油盐糖,应少量,滴酒不沾美少年。

17. 什么样的早餐才是营养充足的呢

一日之计在于晨,早餐作为三餐之首自然十分重要。一顿高质量的早餐不但有助于孩子一天的学业,更是健康成长的保障。健康早餐有三大法则,一个也不能少。

(1) 食材丰富超三类,粗细深浅巧搭配:健康的早餐必须包括谷薯杂豆类,另外在蔬菜水果类、鱼禽畜蛋类、奶及大豆类三大类食物中至少选择两类。每一类食材建议少量多种,一周之内不重样,轮换着吃。特别建议要适量加入粗杂粮、菌藻类和深色蔬菜,这些都是富含膳食纤维、维生素和矿物质的食物。

(2) 减盐限油控热量,饮食清淡要新鲜:早餐的热量约占全天热量的 30% 左右,不要吃得太撑,也不要太少,更不要不吃早餐。选择的食材要新鲜、当季的比较好,尽量不使用高油、高盐、高糖加工的食材(如油条、火腿肠等)。烹饪上也要以生吃或者蒸、煮、炖这样的低温方法,既最大限度地保留了食物的营养,也很好地控制了盐和热量的摄入。

(3) 定时启动生物钟,细嚼慢咽吃早餐:每日早餐在 6:30~8:00 之间,每餐用时 15~20 分钟,认认真真、细嚼慢咽地把早餐吃完,才能很好地消化和吸收。

小贴士:

　　三餐最好基本定时,6:30~8:00 吃早餐,11:30~13:00 吃午餐,17:30~19:00 吃晚餐。一般两餐之间间隔 4~5 小时为宜。三餐之外可以有加餐或零食,但注意食物种类和食物量的选择,以奶类、水果、原味坚果为宜。

19. 能举一些早餐的例子吗

(1) 三鲜蒸饺、蔬菜疙瘩汤、什锦蒸蛋、时令水果:一份既有主食又有青菜的疙瘩汤喝下去,身体顿时暖暖的。什锦蒸蛋用玉米、豌豆、胡萝卜和松子搭配,保障了杂粮和干果的摄入,又补充了蔬菜的种类。三鲜蒸饺里有肉有虾,提供优质蛋白。

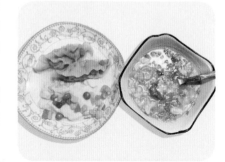

(2) 鸡丝凉面、五谷豆浆、奶酪:这是一份适合夏天的早餐。杂粮凉面配上多种蔬菜丝和鸡丝,食材配比合理,而且鸡丝和蔬菜可以遮盖杂粮不适的口感,吃起来十分爽口。五谷豆浆又把大豆、薏米、花生、燕麦、红枣等十几种杂粮杂豆巧妙地融合在一起,一杯喝下去,蛋

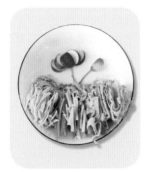

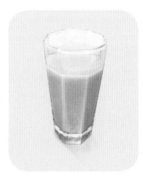

白质和膳食纤维都不少了。

（3）肉丝蔬菜卷、牛奶、水果：饺子皮擀薄，蒸好作为饼皮，卷上新鲜时令蔬菜、水果和鸡肉或者鸭肉丝，稍稍沾上一些清淡的调料，就是一份既时尚，又美味的轻食。制作方法简单，孩子和家长一起制作，还能促进亲子感情，是不是一举多得？

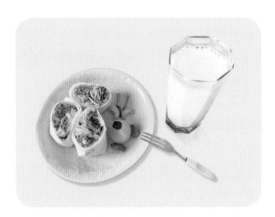

小贴士：

早餐的家常搭配（一人份）：

全麦面包 2 片 + 牛奶 1 袋 + 煮鸡蛋 1 个 + 水果 1 个；

烧饼 1 个 + 豆浆 1 杯 + 荷包蛋 1 个 + 黄瓜 1 根；

韭菜鸡蛋馅饼 1 个 + 豆腐脑 1 碗 + 水果 1 个；

小米红薯粥 1 碗 + 小笼包 4 个 + 拌芹菜大豆 1 碟；

西红柿鸡蛋面 1 碗（西红柿 1 个，鸡蛋 1 个，面条 1 碗）+ 酸奶 1 杯。

小贴士：

孩子早餐没食欲,怎么办? 试试以下方法:

提前几分钟起床,饭前先喝点水,唤醒肠胃;

来一顿温暖的早餐;

做有趣的造型,讲有趣的故事;

陪伴进餐,不催促、不硬塞。

19. 孩子吃素好不好

所谓的"素",是指植物性食物。孩子的饮食中缺少了鱼禽肉蛋奶这样的动物性食物,容易造成蛋白质摄入不足或者质量不高,以及 n-3 多不饱和脂肪酸、维生素 B_{12}、铁、锌等微量元素缺乏,对各器官的生长发育都会有不良影响,所以不建议孩子吃素。如果由于信仰等原因孩子需要吃素,那么最好不要全素,可以是吃牛奶、鸡蛋的"蛋奶素"。

无论孩子是蛋奶素,还是全素,都需要认真设计食谱。在食物多样化的基础上,适当增加谷类尤其是全谷物以保证能量的供给;多吃大豆类食物,它能提供优质蛋白质、不饱和脂肪酸、B 族维生素等,并适当选择发酵类豆制品,以弥补植物性食物中缺少的维生素 B_{12};摄入充足的蔬果、坚果、菌藻类以满足维生素、矿物质、蛋白质、不饱和脂肪酸的需求。此外素食的孩子还需要定期进行身高、体重、血红蛋白等营养指标的检查,以尽早发现问题,及时调整饮食结构。

20. 我国儿童的膳食中容易缺乏哪些营养素

如果不注意均衡饮食,孩子的膳食中比较容易缺乏维生素 A、钙、铁、锌等营养素。

维生素 A 的主要来源是动物肝脏、动物肾脏、全脂牛奶、鱼肝油等动物性食物,以及深绿色和橙黄色的蔬菜、水果等,如表 11 所示。动物性食物维生素 A 吸收率更高,植物性食物虽然吸收率低,但摄入量大,是膳食维生素 A 的主要来源。所以饮食还是应该做到荤素搭配。

表 11　常见维生素 A 含量较高的食物及其维生素 A 含量

（单位:微克视黄醇活性当量 /100 克可食部）

食物名称	含量	食物名称	含量	食物名称	含量
猪肝	6 502	羊肝	20 972	鸡蛋	255
全脂纯牛奶	54	胡萝卜	342	菠菜	243
芥菜	142	芒果	75	杏	38

注:参考《中国食物成分表》制定。

钙在奶类、大豆类、深绿色蔬菜中含量丰富,如表 12 所示。其中奶类的钙含量和吸收率都高,是钙最好的食物来源;蔬菜里有植酸、草酸等干扰钙吸收的物质,钙的吸收率和利用率低。

表 12　常见钙含量较高的食物及其钙含量(单位:毫克 /100 克可食部)

食物名称	含量	食物名称	含量	食物名称	含量
牛奶	104	奶酪(干酪)	799	酸奶	118
北豆腐	138	南豆腐	116	黄豆	191
豆腐丝	204	花生仁(炒)	284	虾皮	991
黑木耳(干)	247	紫菜(干)	264	海带(干)	348

注:摘自《学生餐营养指南》(WST/554—2017)。

铁在瘦肉、动物血、内脏、鱼、豆制品等食物中含量丰富,如表 13 所示。其中血红素铁存在于动物性食物中,非血红素铁存在于植物性食物中,前者比后者更易吸收和利用。

表 13　常见铁含量较高的食物及其铁含量(单位:毫克 /100 克可食部)

食物名称	含量	食物名称	含量	食物名称	含量
猪肝	22.6	鸡肝	12.0	羊肝	7.5
牛肝	6.6	瘦猪肉	3.0	鸭血(白鸭)	30.5
虾米(海米)	11.0	黑木耳(干)	97.4	黄豆	8.2

注:摘自《学生餐营养指南》(WST/554—2017)。

锌在贝壳类、红肉及内脏、坚果类食物中含量较高,如表 14 所示。

表 14　常见锌含量较高的食物及其锌含量(单位:毫克/100 克可食部)

食物名称	含量	食物名称	含量	食物名称	含量
扇贝	11.7	口蘑	9.0	奶酪(干酪)	7.0
牡蛎	9.4	小核桃	12.6	鸭肝	6.9
香菇(干)	8.6	鱿鱼(干)	11.2	黑芝麻	6.1
南瓜子(炒)	7.1	牛肉(前腱)	7.6	羊肉(瘦)	6.1

注:参考《中国食物成分表》制定。

21. 孩子是否可以吃营养素补充剂

我们先来认识一下什么是营养素补充剂。它是单纯以一种或数种经化学合成或天然动植物中提取的营养素为原料加工制成的产品,一般为片剂、胶囊、冲剂或口服液等。它可用来补充人体所需的维生素、矿物质等,不能替代食物,也不是药物,不得声称具有特定保健功能。

首先明确一点,2 岁以上健康个体,按照《中国居民膳食指南(2016)》做到食物多样、平衡膳食原则,就能够获取充足的营养,维持良好的身体健康状况,不推荐额外补充。

如果您的孩子吃饭不好,单纯吃营养素补充剂也不是长久之计,还是要采用各种方法为孩子提供均衡的饮食,提高孩子的食欲,让孩子享受食物。孩子生长的特殊时期,易发生某种微量营养素摄入不足的情况,这时可以适当选用一些膳食营养素补充剂进行补充。如青春期女孩子缺铁,自身饮食补充不足,可以适当补充含铁的营养素补充剂;孩子身高快速增长期出现了腿疼等现象,可以适当补充钙、镁。

22. 怎么安排寄宿制学生的周末饮食

经过一周的分离,家长会做一大桌菜来表达爱和思念,迎接寄宿生的归来。接下来的两天,该怎么安排饮食,才能让孩子吃得健康呢?

第一,应该保持生活规律,按时吃饭。不要放纵孩子晚睡赖床,而忽略了早餐。

第二,前面提到的健康餐盘的评价表(表 9、表 10)就是指导家庭烹饪的实用工具,不仅有 3 : 2 : 1 的健康秘笈,还能提醒食物多样化、要多吃菌藻类、粗粮等食物。

第三，了解学校食谱，尽量补充孩子在学校不容易吃到的食物，比如粗粮、菌藻、豆制品、水果、蔬菜、奶等，都可以在周末适当多吃些。

第四，特别推荐周末给孩子吃水产品。水产品一般价格比较高，烹调比较复杂，学校里较少烹制，周末家庭就可以给孩子吃些鱼、虾、贝类。

第五，孩子一周最好吃一次动物肝脏，如果在学校没有吃到，最好在家中吃一次，既可以补铁，还可以补充维生素 A。

23. 考试期间有哪些饮食注意事项

这是学生和家长关注的热点之一。

考试期间的饮食必须确保食品安全，不吃腐败变质过期食物；不要标新立异，尝试自己没吃过的食物；少吃各种甜食、含糖饮料和加工食品；也不要临时进补。

要吃主食。主食中含有丰富的碳水化合物，消化吸收后变成血糖，为大脑提供充足的能源，它才是考试期间真正"补脑"的东西。

考试期间学生压力较大，食欲欠佳，故饮食宜清淡，造型可有趣，以增加食物的吸引力。

在两餐之间宜有少量零食或加餐，以水果、奶类、少量坚果为宜。若孩子正餐主食吃得不够，可以用少量饼干、面包等作为零食补充。

学习强度大的时候，晚间可以适当加餐。要少而精，以软食、稀食为主，少吃或不吃油脂及不易消化的食物，且与睡觉时间间隔 1 小时以上。新鲜干净的水果、牛奶、少量的馄饨、面条等都是不错的选择。

24. 假期饮食要注意什么

假期里孩子们多少有些放松，作息也会与平时有所不同，我们尽量做到下列几点：

（1）保证一日三餐，尽量早睡早起，避免错过早餐。

（2）不要暴饮暴食，做到吃动平衡。您可为孩子规划好饮食，少吃或尽量不吃肥肉、油炸食物和甜食，适当多吃蔬菜、奶类、豆类、瘦肉、鱼虾等。每天进行至少 60 分钟的中高强度运动，多做户外活动，减少视屏时间，避免久坐。

（3）选择适宜的零食，不能以零食代替正餐。

（4）假期外出游玩要注意食品安全和食物搭配，短途可携带面包、牛奶、水果等作为零食，长途旅行时最好能吃到有主食副食、荤素搭配的正餐，避免每餐都是快餐。

（5）假期也是开展食育教育的好时机。孩子可以到农田、蔬果生产基地等进行社会实践，认识食物；也可以感受中国传统文化、品尝和制作传统美食、体会阖家团聚的美好时光。

三、家庭食物环境

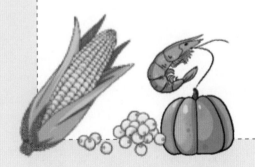
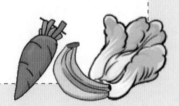

家庭食物环境的内涵很广泛,包括家庭成员的食物喜好、饮食行为、饮食心理和情绪,关于食物的约束、奖励、惩罚规定,健康相关的知识态度行为等。本章聚焦于家庭的饮食行为,比如食物采购、控油控盐、在外就餐、点外卖,以及家庭的饮食氛围和礼仪,有助于为孩子、家人搭建一个健康愉快的营养空间。

1. 家长的食物喜好会影响孩子吗

儿童往往模仿父母和家中的其他成年人,尤其是主要抚养人,来选择或接受食物。和只吃分给自己的食物相比,孩子更愿意接受他们所看见的成年人吃的食物。因此,我们说从小培养孩子的良好饮食习惯,不仅是要给孩子正确的知识,更要以身作则,不挑食、不偏食,营造家庭中健康的饮食环境。

科学研究还发现,当儿童在决定吃什么的时候,他们会推测父母希望他们吃什么。父母的提示可以增加儿童吃某种食物的可能性,经过父母提示之后,孩子食用某种食物的可能性从 40% 提高到 70%。因此,父母对于孩子的引导非常重要。在就餐时,给予食物积极的评价,并且鼓励孩子尝试,就有可能让孩子爱上这种食物。

小贴士:

家庭采购多种多样的食物,并鼓励孩子尝试,是防止孩子挑食偏食的好方法。

接下来,我们将以三口之家、一周七天均在家烹饪为例,细说家庭该采购哪些食物,采购多少。

2. 谷薯类食物该怎样采购

五谷为养,我们先从粮食说起!

(1) 频率:谷薯类食物大多比较容易储存,可以每周采购一次。

(2) 品种:一周至少 5 种。除去常用的细粮(精米、白面),至少要购买粗杂粮、杂豆、薯类各一种。

(3) 数量:按每人每天细粮(精米、白面)150~200 克、杂粮杂豆(全谷物、小米、玉米、燕麦、荞麦、红豆、绿豆等)75~100 克、薯类(红薯、紫薯、土豆等)50~100 克估算,一家三口一周需购买细粮 3 150~4 200 克(6~8 斤)、杂粮杂豆 1 575~2 100 克(3~4 斤)、薯类 1 050~2 100 克(2~4 斤)。

3. 蔬果类食物该怎样采购

五果为助、五菜为充,我们一起来看看蔬果的采购。

(1) 频率:蔬果类食物大多不容易储存,可以每天采购或者一周采购两次。

(2) 品种:每周至少达到 10 个品种。若是每天采购,每次至少 4 种;若是一周两次采购,则每次至少 6 种。

(3) 数量:按每人每天浅色蔬菜(如大白菜、黄瓜、白萝卜、茄子、黄瓜、藕等)150~250 克、深色蔬菜(如菠菜、油菜、空心菜、芥菜、西红柿、胡萝卜、南瓜、彩椒等)150~250 克、水果 200~350 克估算,一家三口一周需购买浅色蔬菜 3 150~5 250 克(6~10 斤)、深色蔬菜 3 150~5 250 克(6~10 斤)、新鲜水果 4 200~7 350 克(8~15 斤)。

4. 鱼禽畜蛋类食物该怎样采购

五畜为益。鱼禽畜蛋,都是我们优质蛋白的良好来源。如何采购呢?

(1) 频率:可以每周采购一次,并放冰箱里储存。

(2) 品种:每周至少 5 种,鱼禽畜蛋每种都要有。

(3) 数量:按每人每天水产品 40~75 克、畜禽肉 40~75 克、蛋类 40~50 克估算,一家三口一周需购买水产品 840~1 575 克(1 斤 7 两 ~3 斤)、畜禽肉 840~1 575 克(1 斤 7 两 ~3 斤)、蛋类 840~1 050 克(约 2 斤)。

要注意,上述重量为可食部重量,鱼、虾、贝、整鸡、排骨等需要弃去较多的刺、壳、骨头等,购买时重量适当上浮。

5. 奶类食物该怎样采购

(1) 品种及频率:奶类品种繁多,包括纯牛奶、酸奶、奶酪、奶粉等,基本上都是预包装食品,应根据保质期合理安排采购频率。购买酸奶时要注意售卖时的环境条件是否符合要求。

(2) 数量:按每人每天 300 克奶进行采购。

小贴士:

300 克鲜牛奶 =300 克酸奶 =37.5 克奶粉 =30 克奶酪

小贴士：

（1）家庭如何选择巴氏消毒奶和灭菌奶：巴氏消毒奶的保质期相对较短，并且需要冷藏运输保存，使得此类奶的销售有一定局限性，但营养成分保留得比较好；灭菌奶可常温存放，便于销售运输，但营养成分会有一定损失。因此，我们可根据具体情况进行选择。家居饮用牛奶，有冰箱冷藏储存，可每周购买1~2次的巴氏奶；当外出旅游或无冰箱冷藏储存时，可购买灭菌乳。购买时，我们注意灭菌奶为常温存放，巴氏消毒奶需要冷藏储存，很方便就可以区分了。或者您也可以详细阅读产品标签，上面会注明。

（2）酸奶要注意保质期，越新鲜的越好，其中的乳酸菌活性较高。另外，饮用酸奶后要及时漱口，防止乳酸菌对牙齿造成损害，出现龋齿。酸奶需要在低温（0~4摄氏度）下保存，温度过高会造成乳酸菌及其他益生菌的失活，造成酸奶变质。酸奶最好不加热饮用。

6. 大豆类食物该怎样采购

（1）品种及频率：大豆、豆腐、豆浆、豆腐丝、豆腐干等都属于大豆类，可根据需求交替购买，采购频率要依据不同食材灵活掌握。

（2）数量：按每人每天15~25克大豆估算，一家三口一周需购买315~525克（6两~1斤）大豆。

小贴士：

大豆粗略换算：

1斤大豆=3斤北豆腐=6斤南豆腐=7斤内酯豆腐=15斤豆浆=7两腐竹=1.5斤豆腐丝=2斤豆腐干

小贴士：

1. 选购真空袋装豆制品的注意事项　真空袋装豆制品通常要比散装的豆制品卫生，保质期长，携带方便。选购时要查看袋装豆制品是否标签齐全，选购新近生产、包装完整的产品，出现胀袋漏气情况不要购买。

2. 选购散装豆制品的注意事项　豆制品要少量购买，及时食用，最好放在冰箱里保存，如发现豆制品表面发粘时，不要食用。

7. 坚果该怎样采购

（1）品种及频率：坚果种类很多，核桃、花生、瓜子、开心果、松子、榛子等均属此类，它们保质期较长，可以根据家庭的实际情况每月或者每周购买，关键在于不同品种都要兼顾。

（2）数量：按每人每天 10 克坚果仁估算，一家三口每周需购买 210 克坚果仁（约 4 两）。

小贴士：

可提供 4 两坚果仁的坚果：

（1）榛子 1 斤 9 两；

（2）核桃或西瓜子 9 两；

（3）葵花籽 8 两；

（4）花生或南瓜子 6 两；

（5）开心果 5 两。

奶类、大豆类、坚果类每周一共至少购买 5 个品种。

小贴士：

坚果购买注意事项：

（1）购买花生等坚果时要注意查看是否霉变。仔细辨别果仁及表皮是否有颜色异常、霉菌斑、菌丝等异常情况。

（2）品尝一下坚果是否有哈喇味，如有则意味着其中的脂肪酸氧化酸败，不新鲜。

（3）按需购买，一次不要购买太多，尽量购买小包装、原味的坚果。

（4）坚果宜在干燥、阴凉的环境下密闭存放，以免变质。

9. 把食物放进冰箱就一定安全了吗

冰箱只是抑制细菌繁殖的速度，并不能杀灭细菌，像单增李斯特菌等嗜冷菌会继续繁殖。冰箱里的食物应分类存放，最好能独立包装之后放在冰箱里；从冰箱里取出的食物，也需遵循食品安全五要点，避免食源性疾病的发生。

冰箱不是保险箱，定期清理非常重要，该怎样给冰箱洗洗澡呢？

（1）切断电源，取出物品。

（2）清理掉过期食品或腐败变质食品。

小贴士：

食品安全五要点：保持清洁、生熟分开、烧熟煮透、保持食物的安全温度、使用安全的水和原材料。

（3）先清理冷藏室，取出冰箱内隔板等附件，用水冲洗干净，隔板放回冰箱。

（4）用毛巾蘸上洗洁精擦拭冷藏室内壁、箱缝、隔板，然后用干净毛巾将洗洁精擦干净。

（5）用湿毛巾擦拭冰箱外壳和拉手，油渍较多的地方蘸洗洁精擦洗。

（6）待冰箱冷冻室的冰融化后，用毛巾蘸上洗洁精擦拭冰箱冷冻室内壁、箱缝、隔板，然后用干净毛巾将洗洁精擦干净。

（7）打开冰箱门通风30分钟，让冰箱自然风干。

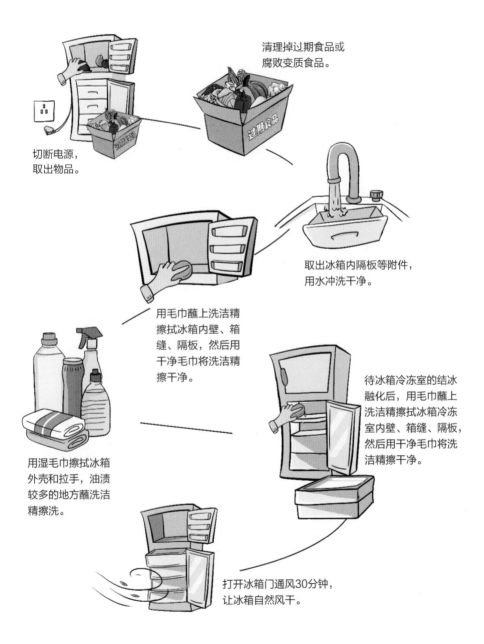

切断电源，
取出物品。

清理掉过期食品或
腐败变质食品。

取出冰箱内隔板等附件，
用水冲洗干净。

用毛巾蘸上洗洁精
擦拭冰箱内壁、箱
缝、隔板，然后用
干净毛巾将洗洁精
擦干净。

待冰箱冷冻室的结冰
融化后，用毛巾蘸上
洗洁精擦拭冰箱冷冻
室内壁、箱缝、隔板，
然后用干净毛巾将洗
洁精擦干净。

用湿毛巾擦拭冰箱
外壳和拉手，油渍
较多的地方蘸洗洁
精擦洗。

打开冰箱门通风30分钟，
让冰箱自然风干。

9. 家庭用多少油合适

油脂是饮食的必需品,每人每天建议不超过 25~30 克,摄入过量将增加肥胖、糖尿病、高血脂、心血管疾病和恶性肿瘤等疾病的风险。

那么,怎么估算您家食用油的用量呢? 需要您记录一下,购买的食用油有多重(一般 5 升装的食用油重量为 9 斤),家里几个人吃、多少天吃完,再按这个式子计算:

平均每人每天食用油食用量 = 食用油重量 /(此桶油食用的天数 × 通常就餐人数)

小贴士:

根据《中国居民营养与健康状况监测 2010—2013 年综合报告》,中国居民平均每人每天摄入食用油 41.8 克,比建议的适宜摄入量(不超过 25~30 克)高出许多!

比如,家里有 3 口人,50 天可以吃完 5 升植物油,那么每人每天植物油摄入量为:9 斤 /(3 人 × 50 天)= 0.06 斤 /(人·天),即平均每人每天摄入 30 克油(1 斤 = 500 克)。

如果家庭成员经常在外就餐,那么还需要加上在外就餐的食用油,不过这部分难以获得准确的量,只能按在家和在外就餐次数的相对比,大致估算一下。

10. 家庭如何控油

如果您估算出家里用油量超了,就得注意减油。教您以下几招:

(1) 使用油壶:油壶是一个非常有效的工具。我们先规划好一周的用油量,倒入油壶中,每次炒菜就从油壶中取用,不要提前用完。比如一家 3 口,按每人每天 25 克油计算,一周应该量取 525 克油(油壶上有刻度)。如果经常在外就餐,应该大致按比例估算一下在外就餐的用油量,把这部分刨去。

(2) 选择少油的烹饪方法,如蒸、煮、炖、拌、快炒等。

(3) 少吃富含饱和脂肪和反式脂肪酸的食物,前者如动物油、肥肉等,后者如饼干、蛋糕、糕点、加工肉制品以及薯条、薯片等。

(4) 倡导回家吃饭,少在外吃饭或外出就餐,点外卖时嘱咐少放油。

小贴士：

油炸食品吸油率知多少?

（1）炸面包片吸油率 80%；

（2）炸散鸡蛋吸油率 43%；

（3）炸裹面糊的小虾吸油率 35%；

（4）炸裹面糊的香菇吸油率 23%；

（5）炸莲藕吸油率 19%；

（6）炸茄盒吸油率 17%；

（7）炸土豆片、炸乌贼圈吸油率 15%；

（8）炸鱼吸油率 13%；

（9）炸春卷、炸虾吸油率 12%。

数据摘自《中国居民膳食指南（2016）》

11. 食用油该选哪种

动物油的饱和脂肪酸比例较高,植物油多以不饱和脂肪酸为主,但棕榈油是植物油中富含饱和脂肪酸的典型代表,往往用于油炸食品,如油炸方便面等,可使血脂升高,多用于食品工业中,家庭使用很少。不同植物油又各具特点,如橄榄油、茶油的单不饱和脂肪酸含量较高,玉米油、葵花子油则富含亚油酸,胡麻油（亚麻籽油）中富含 α-亚麻酸。我们对待植物油的态度应当是雨露均沾,要经常更换烹调油的种类,食用多种植物油。同时还要减少动物油、人造黄油、起酥油等用量。

12. 食用油如何储存

油脂储存不当很容易发生氧化酸败,使其失去营养价值,甚至不能食用,须注意以下 4 个方面:

（1）油类尽量避光存放,可以使用深色或棕色的瓶子存放,不要放在阳光直射下,可延缓食用油发生酸败的时间。

（2）低温储存。如果储存温度过高,可加速微生物的生长繁殖和酶类的活力,促进油脂氧化酸败。

(3) 尽可能减少残渣混入油中,保证油脂的纯度,延缓油脂酸败。

(4) 存放食用油的容器一定要干燥,防止有水分混入造成油脂酸败。

13. 如何计算家庭的"盐值"

跟计算家庭平均每人每日用油量一样,要想知道您家里的"盐值",也需记录以下数据:购买的一袋盐有多重、家里几个人吃、多少天吃完,再按这个式子计算:

平均每人每天食盐食用量 = 食盐重量 /(食用的天数 × 通常就餐人数)

比如,家里有 3 口人,一个月可以吃完一袋 400 克的盐,那么每人每天食盐摄入量为:400 克 /(3 人 × 30 天)= 4.4 克 /(人·天)。

如果家庭成员经常在外就餐,那么还需要加上在外就餐的食盐,需要按在家和在外就餐次数的相对比,大致估算一下。

所谓"盐"多必失,过多的盐会增加高血压的发病风险,推荐每人每天吃盐少于 5 克。

14. 限盐,到底是限制什么

限盐,实际上是限制钠。当上面计算出您家每人每天的食盐摄入量小于 5 克的时候,并不代表着万事大吉,因为食盐贡献的钠占全天总钠的 72%,剩下的 28%(被称为隐藏的盐)来自于其他食物,酱油、味精、咸菜、酱等调味品以及加工食品是主要贡献者。

小贴士:

根据《中国居民营养与健康状况监测 2010—2013 年综合报告》,我国居民平均每人每天钠摄入量约为 5.7 克(折合盐约 14.5克。将钠转化成盐,需乘以 2.54 的系数),其中 72% 来自于烹调用的食盐。

15. 隐藏的盐在哪里

盐常常隐藏在酱油、酱类等调味品，以及咸菜、火腿等加工食品中。表15给出了常见调味品或加工食品的盐含量。

表15　常见调味品、加工食品盐含量（单位:克/100克可食部）

食物名称	盐含量	食物名称	盐含量	食物名称	盐含量
酱油	14.6	味精	20.7	黄酱	9.2
豆瓣酱	15.3	花生酱	5.9	鸡精	48.0
咸鸭蛋	6.9	榨菜	10.8	香肠	5.9
八宝菜	7.2	午餐肉	2.5	酱牛肉	2.2
鸡米花	2.3	鸡肉松	4.3	方便面	2.9
九制梅肉	2.4	炸鸡	1.9	油条	1.5
奶酪	1.5	咸面包	1.3	春卷	1.2
九制应子	21.2	烧烤味薯片	1.3		

注:参考《中国食物成分表》计算。

16. 家庭如何控盐

控盐是个循序渐进的过程，教您下面几个窍门。

（1）坚持使用限盐工具（盐勺）控制食盐的使用量，每日5克以下。若是使用2克（一平勺）的限盐勺，则每天不要超过2勺半。如果喜欢用酱油、酱类等调味品，还得减少食盐的用量。

（2）口重的可在烹制菜肴时放少许醋，提高菜肴的鲜香味，帮助自己适应少盐食物。起锅前放盐，盐附着于食物表面，咸味更容易被感知。

（3）烹制菜肴时如果加糖会掩盖咸味，所以不能仅凭品尝来判断食盐是否过量，使用量具更准确。

（4）可使用香料、菌类、葱、姜、蒜、去油高汤等增加鲜味，减少食盐用量。

（5）还要注意减少酱菜、腌制食品以及其他过咸食品的摄入量。在用咸菜、咸鱼、咸肉等食物制作菜肴前，先将食物在清水中浸泡清洗以去除一部分盐。

（6）少在外就餐。如果在外吃或点外卖，请在点餐时提出少盐请求。

17. 家庭常用的烹调方式有哪些？各有什么优缺点

不同的食材需采用不同的烹饪方式。蔬菜熟得快，常用炒或者焯水后凉拌的烹饪方式；畜禽肉类做熟多需要较长时间，常以炒、烧、炖、熘等方式烹饪；谷类食物，如面条、馒头、米饭、包子等，多采用蒸、煮的方式。烹饪方式不仅与食材的特点、食物风味有关，还会影响食物的营养与安全。我们总结常见的几种烹饪方式的特点，给您做个参考。

（1）炒：急火快炒能够减少食物营养物质的流失，但要注意油温不宜过高。

（2）蒸：食材中的可溶性物质流失量小，这种烹饪方式能较好地保留食材内的营养物质，但在长时间的加热过程中，食材中的维生素 C 分解量较大。

（3）煮或炖：通常先利用大火加热，对食材进行初步熟处理，而后采用小火慢煮。在这个过程中，食材中的部分维生素、矿物质等会溶解到汤汁中，某些维生素受热分解，通常炖的时间较煮更长，营养素的损失会更大。

（4）炸或煎：相对而言，炸或煎是一种不太健康的烹饪方式。在高温油中，食材中的营养物质会大量分解和流失，还容易产生杂环胺、丙烯酰胺、过氧化物等危害健康的物质，并且食材会吸收大量油脂，这些都会对健康产生不利影响。

（5）凉拌：拌菜简单易做，能最大程度地保持食材中的维生素 C，适宜加工蔬菜、水果。但对于胃肠较弱的儿童和老人而言，凉菜可能会引起胃肠不适。可以改进一下，焯水断生后再拌食，既可保留食物的新鲜风味又更加安全放心。

18. 外出就餐该如何选择餐馆呢

如今生活节奏紧凑，难免出现没有时间为孩子做饭的情况，所以点上一份外卖，或者去餐馆就餐成为常见现象。那您知道外出就餐应该如何选择餐馆吗？

"一看证件"——食品经营许可证：根据《中华人民共和国食品安全法》的规定，从事餐饮服务的单位应当依法取得食品经营许可证，且需在经营场所亮证经营,所以我们在选择外出就餐地点时,一定要先看这家餐馆有没有经营资质。

"二读表情"——年度等级和动态等级评定图:市场监督管理局会根据餐馆的食品安全管理状况实施监督量化分级评定,可分为年度等级和动态等级。年度等级分为优秀(A)、良好(B)、一般(C)三个等级,相对应的食品安全信誉度依次递减、风险等级依次增加,所以在外就餐时应尽量选择 A、B 级的餐馆就餐;动态等级分为优秀(大笑)、良好(微笑)、一般(平脸)三个等级,用简单明了的表情符号,向消费者公布监督检查结果,以便消费者做出选择。消费者应尽量到"大笑"或"微笑"的餐馆就餐。

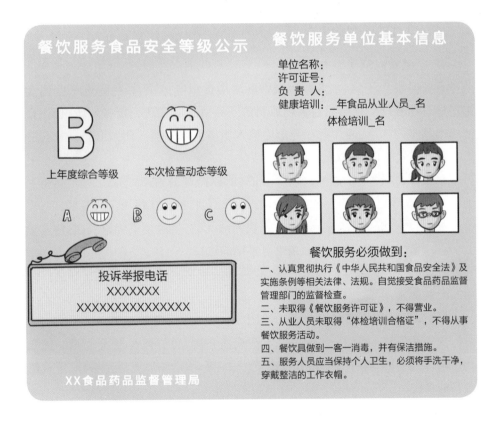

"三重健康"。现在不少餐馆都提供少油少盐菜品,让您有更健康的选择。您也可以记住以下小贴士,帮助您选择菜品。

小贴士:

蒸煮炖炒更清淡,少吃煎炸和熏烤;
食品丰富种类全,食材天然口味轻;
适量优质蛋白质,瓜果蔬菜搭配好;
少吃甜食和饮料,外出就餐要健康!

19. 下馆子如何点菜

首先,菜肴以清淡为主。

点餐时少点干锅、水煮、干煸、香酥之类重口味的菜肴,尽量选一些清淡的。重口味烹调往往会遮盖食物原料的不新鲜气味和较为低劣的质感,让食材失去原本的味道,还让您在无形中摄入更多脂肪和盐。比如海鲜,清蒸、白灼的烹调方式就比香辣好。

选主食时,也不要选油、盐、糖多的,所以葱花酥饼、炒粉、麻团之类要少选。"五谷丰登""杂粮筐"一类就比较理想,它们包含红薯、紫薯、玉米、芋头、山药等,能大大增加主食的多样性,不仅无油无盐,吃后还不容易饿,血糖波动也小。二米饭、豆饭、清淡的面条也是不错的选择。

另外尽量少选咸鱼、火腿、香肠、腌菜等腌制食物,因为这些食材在制作时加入大量食盐,因此含有更多的"隐藏"盐。

其次,荤素搭配,食物多样,3∶2∶1记心上。

在外就餐时,多选择一些菜品,至少有主有副、有荤有素、有干有稀。优先选择原材料丰富的菜品,比如五谷丰登、大拌菜、荷塘小炒等,一个菜品里就包含多种食材。

进餐时,您可以按照"3∶2∶1"的原则,即3份主食搭配2份蔬菜、1份肉类(蛋类、豆制品也算在此类),来保证营养的均衡。

还要注意的是,不要把下馆子当做胡吃海塞、喝酒吃肉的机会,而忽视蔬菜水果的摄入。

再次,进餐顺序有讲究。

点餐时控制总量,以七八分饱为宜,用餐的时候可以先吃一些富含蛋白质的食物和蔬菜,再搭配一些主食,这样血糖波动较小。

最后,自己带食物,帮助营养平衡。

水果、酸奶等携带很方便,可以当做餐前凉菜、餐后点心等,来丰富在外就餐的食物种类。

小贴士:

以一家三口去餐馆吃晚饭为例,该如何点菜呢?

孩子在学校就餐很少吃到鱼、虾等水产品,可以选一份清蒸鱼或者白灼虾;再配一份纯素菜,最好是深色的叶菜,如蒜蓉油麦菜、香菇油菜、清炒菠菜等;一份半荤半素菜,如青椒肉丝、西红柿炒鸡蛋、宫保鸡丁等;再来一份汤,如小白菜豆腐汤;并叮嘱服务员少油少盐。主食可以点白米饭,再加上玉米、红薯之类的粗粮。自己还可以从家带一些水果,在没上菜之前吃点当开胃凉菜。

20. 中餐、西餐、快餐怎么选

我们先来了解一下各类餐食的特点吧,如表 16 所示。

表 16　中餐、西餐和快餐的特点

	中餐	西餐	快餐
菜品	多种菜系:鲁、川、苏、粤、湘等,品种繁多	英式、法式、意式、俄式、美食、地中海式等,品种较多	西式快餐(汉堡、薯条等)和中式快餐(盖饭、炒面等),品种相对较少
食材品种	种类多样,选料广泛	以动物性食品为主,配以蔬菜	品种相对较少
新鲜度	新鲜食材为主	新鲜食材为主	半成品较多
烹饪方法	明火明灶,以炒、烧为主,兼有蒸、炸、煎、焖、煮等多种方式	暗火灶多见,配有烤箱等工具,以煎、烤、焖、烩、扒等为主	炸、烤、煎、烧等方式多见

续表

	中餐	西餐	快餐
调味品	调味品多,油类以花生油、菜籽油等植物油为多,料酒、酱油等各种调料也多见	以橄榄油、黄油、沙拉酱、番茄酱、胡椒粉等多见,调味品相对较少	调料种类多,兼有中、西餐特点
口味	酸甜苦辣咸,五味俱全	以甜和咸为主,追求鲜嫩口感	多种口味,相对口味偏重
主食	主食明确,以米、面制品为主,有地域差别	无明确的主食,面包等主食常以配菜出现	主副食一体化,高效进餐
饮料	以茶、汤、酒为主	以葡萄酒、饮料为主	以饮料为主
供餐时长	慢	较快	快捷

我们尽量给孩子留出充足的进餐时间,优先选择食材品种更多、烹饪方式更清淡的中餐或西餐,并注意前述点餐技巧。一碗面条、几个包子、一个汉堡就解决一顿饭的情况,越少越好。

21. 自助餐该怎么吃

自助餐有很多优点:菜品丰富、搭配自由、丰俭由人、快捷便利,受到了人们的喜爱。从健康角度,吃自助不能本着要回本的想法放开了吃,要注意菜品的选择,要有节制。

首先蔬果不能少。自助餐容易吃得"荤",蔬果不但能减轻荤菜的油腻口感,同时也可以增加我们的饱腹感,防止我们吃得过快、过饱。蔬菜也要尽量清淡,比如蔬菜沙拉里不要放太多的沙拉酱,不然能量也容易超标。

荤菜方面,优先选择水产品,这是我们平常饮食中容易被忽略的食物。畜禽肉尽量选择瘦肉,少吃五花肉、牛腩等脂肪含量较高的食物。

甜品点到为止。您可以用汤、粥、纯牛奶等替代甜品,用白水或茶水代替饮料,用粗粮代替蛋糕等。即使吃甜品,也是锦上添花做做点缀,适度"溜溜缝"即可。这样既不会吃得太多造成能量过剩,也能获得心理的愉悦感。

22. 警惕甜蜜的陷阱 —— 在外就餐如何选择饮料与甜品

外出就餐时，如不是为了制造氛围，甜品和饮料能免则免，可以选择茶水或汤品作为替代；如果氛围需要，要尽可能选择相对健康的饮料，比如豆浆、鲜榨果蔬汁、坚果汁、粗粮汁或水果茶饮，嘱咐店家少加糖或不加糖，尽量不选碳酸饮料和成品包装的饮料。

甜品尽量选择水果成分较多或者分量更小的品种，在满足口腹之欲的同时减少糖分的摄取。

23. 外卖怎么点

"点外卖"这个词越来越被人们熟知甚至喜爱，因为它使我们从烦琐的家庭做饭中得以解脱。外卖已经融入生活，既然无法回避，就来看看怎样点更健康吧！

首先要关注外卖的食品安全风险。点外卖时，要查看商家的食品经营许可证，尽量选择大品牌、有实体店的商家。

其次，要注意食物多样性。要有荤有素、有主有副，或者可以自己准备一些易携带、可生吃的蔬菜，比如黄瓜、西红柿，或者新鲜水果、奶类作为补充，尽量提升饮食质量。

最后，尽量选清淡的食品，比如选择清炒圆白菜，而不是干锅圆白菜。

小贴士：

外卖到家——外卖也可以吃得有营养。如果您没有时间给孩子做饭，那么建议您将外卖点回家里就餐。点餐时尽量选择清淡或者家庭比较少吃的食品，菜量选择半份，这样可以多点一些菜品。家里再蒸一些杂粮饭，清炒一份蔬菜或者做一份蔬菜汤，会很大地提升该餐的营养价值，也不会很花时间。

24. 家庭的就餐氛围影响孩子进餐吗

有些家长喜欢把进餐时间当作"家教时间",在就餐时批评、指责孩子,结果导致孩子精神紧张,唾液、胃液的分泌减少,食欲下降,从而影响食物的正常摄入、消化和吸收,还有可能导致孩子厌恶就餐,这样其实得不偿失。智慧的家长常常把就餐时间作为难得的亲子时光,聊一些轻松愉

小贴士:

正人先正己。帮助孩子养成好习惯的过程,也是自律、自助、带领家庭走向健康的过程。

快的话题,和孩子一起品尝各种食物的味道,并适时介绍各类食物的营养价值和对身体的益处,既能享受天伦之乐,又对孩子言传身教、潜移默化,何乐而不为呢?

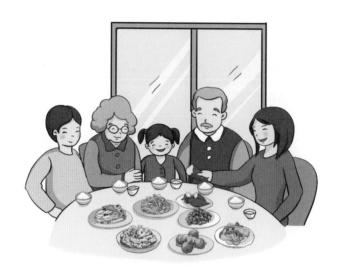

25. 家庭怎样留住孩子的胃

"家里和学校做的饭菜不吃,就爱吃快餐""洗切好的新鲜果蔬不吃,却抱着'垃圾'食品不放""要了零花钱总是买外面的小食品"……这样的抱怨您熟悉吗? 怎样才能让孩子爱上家里的饭菜呢?

重中之重,是用心去烹饪。审视一下家庭日常餐饮的食材是否够丰富?

色彩搭配是否好看？育儿的过程也是自己不断学习的过程，多多练习，总会找到窍门。其实，我们常常忆起儿时"妈妈的味道"，妈妈做的饭菜饱含着爱，是世界上最好吃的饭菜。所以用心去关注孩子，用心去烹饪，即使水平不高，孩子也会记得并习惯您的味道。

　　另外要营造轻松愉悦的就餐氛围。铺上孩子喜爱的桌布，摆上整洁的餐具，放上一段优美、舒缓的音乐，就餐时和孩子聊聊旅游、时尚、趣闻等轻松愉快的话题，来一段心灵的交流。

　　如果您意识到家庭饮食里有一些"不营养"之处，比如口味重、爱喝饮料等，可以逐渐改善，让孩子慢慢适应，不可操之过急。

26. 怎样带领孩子认识食物

　　许多孩子已经远离了田间地头，不认识、不了解食物，又怎么能让他们爱上食物，懂得营养呢？您不妨利用孩子的课余时间，带他们去乡间农田，感受自然的力量，了解各种农作物的生长；带他们去菜场超市，一起认识食物，享受挑选和购买的乐趣；带他们走进厨房，和父母一起择菜、洗菜、做个优秀的小帮厨；对较大的孩子，鼓励他们动手自己烹饪，让厨房不再是孩子们的"禁地"，而是"乐园"；每逢各种节气节日，带着孩子制作、品尝代表性食物……实践出真知，您给予孩子的不是抽象的理论，而是具体的认知、必要的劳动技能、对付出和收获的理解，孩子会因此而受益终身。

小贴士：

　　各个节气或节日的代表性食物：

元宵：汤圆或元宵；

端午：粽子；

夏至：面条；

中秋：月饼；

冬至：饺子、羊肉汤；

腊八：腊八粥。

27. 餐桌上有哪些礼仪

　　中华饮食，源远流长。饮食礼仪是中国传统文化的重要组成部分，蕴含着中国传统文化的思想精华和道德精髓。

　　饮食礼仪在入座时就已经有所体现。尊老爱幼是中华民族的传统美德，

用餐前须请长辈先入座。进食过程中,需要注意以下礼仪:

(1)夹菜要文明。不能乱翻菜肴;如果是有转盘的圆桌,应等菜肴转到自己面前时,再动筷子,不要抢在邻座前面,一次夹菜也不宜过多;夹菜时不要碰到邻座,不要把盘里的菜拨到桌上,不要把汤洒出汤碗。

(2)用餐的动作要文雅。不要用手去嘴里乱抠;不要发出不必要的声音,如喝汤时"咕噜咕噜",吃菜时嘴里"叭叭"作响;骨头和鱼刺不要吐在桌子上,应放在碟子里;进餐过程中不要玩弄碗筷,或用筷子指向其他人,尽量少让餐具发出声响。

(3)使用公筷公勺,保持健康卫生;珍惜粮食,减少浪费。

(4)用餐结束后,用餐巾纸擦擦嘴,但不宜擦头颈或胸脯;餐后不要不加控制地打饱嗝;离席时应向同餐者示意。

28. 家庭怎样帮助孩子养成好的饮食礼仪

孩子礼仪习得的过程需要父母陪伴,所以,最好的教育是父母的言传身教!

(1)吃饭前:要坚持让孩子饭前洗手,养成讲卫生的好习惯。鼓励孩子端菜,或者把家人的餐具摆放到位。

(2)吃饭时:人到齐才能开饭,而且要等长辈先动筷子,晚辈方可动筷。坐姿端正,专心享用食物,一家人可进行轻松愉快的聊天。按需盛放饭菜,珍惜他人劳动成果,减少浪费。

(3)吃饭后:鼓励孩子表达感谢,"感谢您准备这么丰盛可口的饭菜""我吃好了,你们慢用"等。让孩子参与擦桌子、洗碗等劳动,做一些力所能及的事,这也是对家庭的一份责任。提醒孩子把手上嘴上沾的油腻洗干净,及时漱口,讲究卫生,清新口气。

归根结底,饮食礼仪是礼仪的一部分,我们教会孩子餐桌上的礼仪,也是为了让孩子成为一个受欢迎的人。

29. 如何避免食物浪费

"锄禾日当午,汗滴禾下土。谁知盘中餐,粒粒皆辛苦。"简单的诗句,却教育一代又一代人珍惜粮食、爱惜粮食。现在的"新食尚"里,也包含着杜绝浪费。

我们怎样将这个古老又年轻的"食尚"融入日常生活呢？试试下面几招吧。

（1）量力而行，适量点餐：对于菜肴分量适中的餐馆，一人一菜是不错的参考标准，凉菜数量占总菜量的 1/3 即可。不够再加菜，如有剩菜，可打包回家。

（2）少量多次，吃饱即好：自助餐可以小份取用，并减慢就餐速度，这样既可以多品尝一些菜品、增加食物多样性，也让大脑有足够的时间接受"饱"的信号，不至于吃得过多。

（3）家庭剩餐，妙法再制：剩米饭可以热透再食用，也可以煮成粥，或者加入蔬菜、鸡蛋等做成炒饭；剩余的肉可以再次加入新鲜蔬菜烹制。要注意剩菜剩饭储存时间不宜过长，再次加热一定要煮熟。豆制品、菌类、叶菜比较容易产生亚硝酸盐，提倡小分量现做现吃。

四、良好的饮食行为

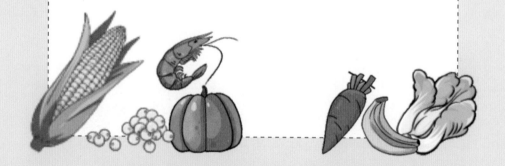

在这章里,您将得到专治孩子挑食偏食的小秘方,以及为孩子挑选零食的好方法——仔细阅读食品标签以及营养成分表。帮助孩子从小养成良好的饮食习惯是最为明智的,倘若孩子已经有坏习惯了,纠正起来会耗费不少时日和耐心,但"千里之行始于足下",只要您和孩子一起改变,就踏上了健康之旅。

1. 挑食、偏食有什么危害

长期挑食和偏食会造成食物种类单调,导致某些营养素不足或者过剩。例如有的孩子不喜欢吃肉类,从而导致蛋白质或维生素 B_{12} 的缺乏;而有的孩子太喜欢吃油炸食品,容易导致能量和脂肪的过度摄入,造成肥胖。营养的失衡影响孩子的生长发育和学习能力,还会造成抗病能力下降,易患感染性疾病或消化道疾病。另外偏食挑食的孩子容易饱一顿饥一顿,造成胃肠功能紊乱,影响消化吸收。

小贴士:

有的孩子只吃肉不吃菜,或者只吃菜不吃肉;有的孩子不吃蒸或炒的土豆,只吃油炸薯条……这些都是偏食挑食的表现。

2. 怎样让孩子爱吃蔬菜

教您四招,让孩子爱上蔬菜。

(1)父母以身作则,多吃蔬菜:父母的言传,在于要给孩子讲蔬菜的好处,帮助孩子理解蔬菜对于健康的益处;父母的身教,在于要经常购买蔬菜、烹饪蔬菜,并且自己多吃蔬菜,做到早、中、晚餐餐有蔬菜,给孩子做好榜样。

(2)善造型:蔬菜种类丰富,色彩缤纷,您可以带着孩子将蔬菜拼成"彩虹",给孩子视觉上的享受,进而转化成"我要吃一口"的饮食欲望;您也可以利用厨房小工具,将蔬菜制成花瓣、卡通等各种形状,来激发孩子的兴趣。

(3)巧烹饪:蔬菜适合多种做法,凉拌、氽、烫、煮、蒸、炒、炖等均可以。同一种食物可以经常变换做法,以此来增加孩子的新鲜感,比如西红柿,可以有煮西红柿汤、西红柿炒鸡蛋、西红柿炖牛腩、凉拌西红柿等多种做法。在保证蔬菜总量的前提下,宜多品种、小份量,给孩子提供更多的选择和尝试机会。

蔬菜可以和多种肉食做成荤素搭配的菜肴,您可以把蔬菜和肉混在一起,做成大部分孩子都爱吃的肉馅。对于一些有刺激性气味的食物如洋葱、青椒等,可以利用调味品来掩盖气味,如调制五香糖醋汁凉拌。

(4)蔬菜当零食:适合生吃的蔬菜可以作为饭前饭后的"零食",如黄瓜、西红柿、圣女果、彩椒、水果萝卜等。您可以摆放在餐桌显眼的位置,方便孩子取用。

(5)增加孩子的参与度和成就感:您可以请孩子帮忙洗菜、做菜,鼓励孩子制作一些简单的菜肴:如大拌菜、凉拌黄瓜等,让孩子给蔬菜起个好听的名称、弄个好看的造型,并对孩子给予指导和肯定。

另外,带孩子买菜、种菜、采摘等都可以增加孩子的参与度及成就感。

> **小贴士:**
> 餐餐有蔬菜,种类要丰富。
> 搭配彩虹餐,色味俱齐全。

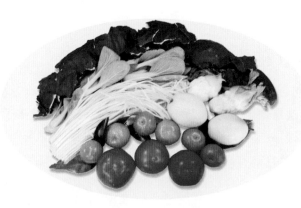

3. 怎样让孩子爱吃水果

当您遇上不爱吃水果的孩子,该怎么办?

(1)将水果放在看得见的地方:您将水果放在家里的茶几和孩子活动的

区域,孩子容易看见,也便于摄取。您还可以摆个果盘,增加孩子的兴趣和食欲。当然,也需要多鼓励、提醒孩子进食水果。

（2）水果入菜:您还可以把水果做成菜肴,如水果沙拉、卡夫酱拌草莓黄瓜、牛奶香蕉片、水果羹、菠萝咕咾肉、芒果虾球、菠萝饭等。酸奶拌水果、水果茶则是多数孩子喜欢的一道餐后食品。鲜果汁和果酱也可以在为孩子引入水果的初期食用,当孩子接受水果之后逐渐减少供给量,鼓励孩子接受整个水果。

（3）增加孩子的参与感和成就感:带孩子购买、采摘水果是不错的方式。现在许多农场也提供认养果树的服务,让孩子们在种植和收获的过程中体会到丰收的喜悦,增加对自己的认同感。

（4）注意吃水果的时间:建议水果作为零食,在两餐之间吃。另外有的孩子早餐质量不高,此时可搭配水果,让营养更为全面。

小贴士:

天天有水果,应季水果佳。

水果蔬菜不能相互替换。水果虽然与蔬菜有很多相似之处,但归于不同食物种类,各有各的营养特点,两者不能相互替换。

个别人食用水果有过敏现象,要注意。

4. 不爱吃水果,可以用果汁代替吗

答案是不可以,果汁不能代替新鲜水果。

果汁是由水果经压榨去掉残渣而制成,在加工过程中水果中的营养成分如维生素 C、膳食纤维等有一定量的丢失,果汁含量低的饮料营养损失更大。果汁含糖量高,极易变质,家庭自制的果汁存在较大的食品安全风险,只适合即时饮用。而且果汁要想好喝,原料就得用足,这样热量较高,孩子不自觉又会饮用很多,影响食欲同时也会引起肥胖。

而咀嚼整个水果,有利于咀嚼肌、眼肌的发育,在塑造孩子良好的面部形态以及维护视力健康方面都有作用。因此,家长应该鼓励和引导孩子吃整个水果,而不是迁就孩子只喝果汁。

小贴士：

　　世界卫生组织建议，为了预防肥胖和龋齿，应将每天游离糖提供的能量降至总能量的 10% 以下（成人游离糖不超过 50 克），进一步降低到 5% 以下（成人约 25 克）会有更多健康益处。这里的游离糖是指添加到食品和饮料中的单糖和双糖（即添加糖）以及天然存在于蜂蜜、糖浆、果汁和浓缩果汁中的糖，不包括完整的新鲜水果和蔬菜中天然存在的糖和奶类中的乳糖。显然，即使是鲜榨果汁中天然存在的糖，也是需要限制的。

5. 孩子不吃肉怎么办

　　您可以分析一下孩子不吃肉的原因。一方面是部分孩子从小消化功能差，吃了肉肚子不舒服，从小就不爱吃；另一方面要思考一下家长的原因，是家长不吃肉，很少做肉菜？还是肉炖得不烂，孩子觉得塞牙、嚼不烂？还是做出来的肉颜值太差，不好看、不好闻，孩子干脆不吃了？

　　接着针对原因，我们作出相应的调整和改进。

　　（1）如果是因为孩子从小就没有养成吃肉的习惯，要循序渐进改变。可以尝试在孩子爱吃的食物中加入肉泥、肉末，开始一小点，等孩子消化系统和味觉都适应了，再加多一点，通过这种缓慢的方法，让孩子逐渐接受。此外烹调时可以利用淀粉、嫩肉粉等，让肉更加细腻可口。

　　（2）荤菜的做法要多样，炒、炖、红烧、烤等各种方法都可以尝试。同一种食材，不同的烹调方法会有不一样的风味，比如红烧鸡翅咸香入味，烤鸡翅有特别的香气，而鸡汤则鲜美无比。您可以询问孩子，喜欢怎样的烹调方式，尊重孩子的意见。但要注意，煎炸这种耗油的方法，可不能由着孩子选，您需要把握好自由与限制的度。

小贴士：

　　如果孩子不爱吃鱼、虾、贝等水产品，上述方法同样适用。

　　如果出现过敏，请咨询医生。

（3）去臊除腥。某些肉类具有特殊的气味,烹调时可以借助葱、姜、蒜、香料、某些气味浓烈的蔬菜如菌类、西红柿、洋葱等来调和肉中的臊味和腥味。

（4）不吃或少吃加工肉制品(如火腿肠、罐头等)、腌肉、烧烤及熏肉。

（5）如果因为信仰等各种原因孩子不吃肉,可以通过多吃鸡蛋、多喝牛奶、多吃大豆类食品来补充身体所需优质蛋白质。

6. 怎样让孩子爱喝奶

喝奶的习惯要从小培养,贵在坚持。孩子进入学龄期后,一方面其他食物摄入增多,另一方面是家长觉得孩子可以"断奶"了,于是逐渐减少了奶的摄入量,甚至于不喝奶。事实上,您需要建立这样的认知:孩子终身不能离乳,每天300毫升牛奶或者奶制品、多晒太阳,能够促进骨骼健康。奶制品多种多样,酸奶、奶酪、奶粉等都可以作为牛奶的替代品,您可以选择孩子能接受的提供给他。

您也可以试着把牛奶加入其他食物中。比如许多孩子都喜欢喝奶昔,制作方法很简单,就是把水果和牛奶放进搅拌机打碎后喝,作为下午的点心还是不错的;也可以做馒头的时候放入纯牛奶、奶粉等,做成奶香味馒头,或者牛奶入粥做成奶香粥,或者牛奶鸡蛋羹、牛奶蘑菇汤等。

小贴士:

不能因为牛奶好处多多,就让孩子把奶当水喝,那样容易摄入过量的能量,导致肥胖。

7. 孩子不爱吃粗杂粮怎么办

好多孩子不爱吃粗杂粮是因为刮嗓子眼、不舒服,建议烹调时要粗细搭配,粗粮占到孩子谷类食物的1/4~1/3。比如白面和玉米面做成玉面饼,白面加各种杂粮做成杂粮煎饼,白面和紫薯做成紫薯花卷,大米加绿豆做成绿豆粥,都是家常吃法。此外,您还可以试试下面几招。

（1）利用工具粗粮细做:杂粮不太好熟,可以提前用水泡1~2小时,用普通电饭锅就可以做出香软的杂粮饭;用高压锅做杂粮粥,省时省力;还可以用食物料理机、豆浆机等将粗杂粮打碎成粉末或者做成五谷豆浆、五谷米糊等。

如果您觉得杂粮饭费时,可以一次多做点杂粮饭,分成小份冷冻保存,食用前取出加热熟透即可。

(2) 杂粮做配菜:炖汤时很容易实现,比如炖排骨时加入红豆、绿豆、芸豆,炖鸡汤时加入糙米、玉米、薏米等。大盘鸡、蓝莓山药则是薯类入菜的常见做法。

(3) 作为零食食用:煮玉米、烤红薯、蒸山药芋头都是不错的零食。

小贴士:
　　粗细搭配、粗粮细作,这样能让孩子更好地接受粗杂粮。

8. 怎样让孩子爱吃豆制品

大豆制品有许多种类,如黄豆、腐竹、豆腐、豆皮、豆浆等,您可以选择孩子感兴趣的豆制品轮换着吃,争取做到每天提供豆制品。

豆制品不仅种类多,做法也很多,炒、炖、蒸、煮、凉拌均可,与肉类、海鲜、蔬菜均可搭配。像豆腐馅儿、白菜豆腐汤、海鲜炖豆腐、豆花鱼片、豆花饭、小葱拌豆腐、芹菜腐竹等都是家常菜,没准儿您的孩子喜欢其中一款。要注意含水丰富的豆制品夏天易变质,要随买随吃。

豆制品作为零食也不错,比如炒黄豆、五香豆干等广受孩子喜爱。

9. 孩子每天要喝多少水

水是人体重要的组成部分,占成年体重的 60%~70%,儿童则更多,接近 80%。水在人体内有着重要的生理作用,是血液、组织液、脑脊液、淋巴液等体液的组成部分;参与人体内新陈代谢的全过程;对机体的散热有极为重要的意义。水是生命之源,如果失水 10% 就会威胁健康,如果失水 20% 就会危及生命。

《中国学龄儿童膳食指南(2016)》推荐:喝水首选白开水,6~17 岁儿童每天饮水 800~1 400 毫升,在天气炎热出汗较多时应适量增加饮用水量。

饮水要少量多次,不能口渴了再喝,建议每个课间喝 100~200 毫升,闲暇时每小时喝 100~200 毫升。

10. 怎样让孩子爱喝白开水

家里不要存放饮料,备好温度合适的白开水,保证孩子可以随时饮用。您以身作则,自己多喝白开水,也提醒孩子喝水。

外出时带水杯,当孩子口渴的时候,给他提供白开水,而不是饮料。

您也可以给白开水加点味儿,比如用花茶煮水或者泡水,制成菊花茶、玫瑰茶、桂花茶等,提高孩子喝水兴趣。

小贴士:

白开水是最佳的饮品,要主动饮水。

清淡的口味需要从小培养,所以您不要过早让孩子接触鲜榨果汁和各种饮料。

11. 孩子爱喝饮料,有什么危害

饮料是定量包装的、可以直接饮用或者用水冲调饮用的、酒精含量不超0.5%的液体或者固体加工食品,有包装饮用水、果蔬汁饮料、蛋白饮料、碳酸饮料、茶饮料、咖啡饮料、运动饮料等。糖含量大于5%的饮料是含糖饮料,它是孩子摄入的添加糖的重要来源,饮料对健康的危害主要来自添加糖。

(1)导致龋齿:饮料可以破坏牙齿的牙釉质,也可能导致体内钙的丢失,从而让牙齿变得更为脆弱。

(2)导致肥胖:一瓶500毫升的可乐所带来的能量与1个二两馒头相当。经常饮用含糖饮料导致能量摄入过多,增加肥胖风险。

(3)增加糖尿病的发病风险:含糖饮料中的糖是单糖和双糖,容易被消化吸收,造成血糖迅速升高,易导致糖尿病。

(4)消化功能紊乱:饮料喝太多会增加肠胃的负担,减少孩子的进食量,造成孩子消化不良以及营养不良等疾病,影响正常的生长发育。

对正常的成年人来讲,每天的游离糖摄入量不应该超过50克,最好控制在25克以下,添加糖就属于游离糖的一种。多数饮料每100毫升含添加糖8~11克不等,以冰红茶为例,每100毫升含糖10.2克,1瓶小冰红茶330毫升,含糖将近34克,已经超过了25克;1瓶大冰红茶500毫升,含糖量达到了51克,超过了50克的限值(表17)。含糖饮料使孩子轻而易举就突破了"限糖令",所以营养学家建议孩子少喝或不喝含糖饮料。

表17　常见饮料的糖含量

品种	糖含量 (单位:克/100毫升)	品种	糖含量 (单位:克/100毫升)
可乐	10.2	复合果汁饮料	10.4
雪碧	8.4	果味型汽水	6.9
冰红茶	10.2	凉茶	8.9
冰糖雪梨	11.1	运动饮料	6.5
果粒橙	9.4	乳酸菌饮料	10.2

12. 孩子爱喝饮料怎么办

如果碰巧有个爱喝饮料的孩子,该怎么办呢?

(1) 饭菜"干稀搭配":每顿饭尽量给孩子搭配汤或者粥,增加水的摄入量,减少孩子对饮料的需求。肉汤、菜汤、蛋汤、粥、牛奶都是不错的选择。

(2) 正面引导,培养孩子爱喝水的习惯:具体方法参考本章第10问"怎样让孩子爱喝白开水"。

(3) 激励法,让孩子喝水有点小动力:您可以与孩子达成一个小目标,比如一周内不喝饮料,省下的饮料钱可以给他买喜欢的玩具、书籍,作为奖励。

(4) 家里多备点含水量大的蔬菜、水果,如黄瓜、西红柿、西瓜、柚子等。

(5) 家长要注意以身作则,自己不喝、家里也不存放饮料。外出就餐时,可以点汤、奶、豆浆、豆奶、花茶、淡茶等代替饮料;不得不点饮料时,可以点不加糖的鲜榨果汁、玉米汁、紫薯汁、核桃花生浆等用原味水果、坚果、五谷杂粮制成的饮料。

小贴士:

孩子是可以喝茶的,但需要注意浓度和时间。茶里的咖啡因容易兴奋中枢神经系统,晚上喝茶易致失眠;茶里的鞣酸会影响机体对钙、锌、铁、镁等微量元素的吸收,故孩子不宜喝浓茶水,可以喝淡茶。

13. 孩子爱吃冰激凌、冰棍有什么不好

我们看一下冰激凌、雪糕和冰棍的食物配料表和营养成分表,就会发现冰激凌、雪糕是妥妥的高糖分、高脂肪、高热量食品,其他营养素很少。

冰激凌和冰棍两者均含有添加糖,有的一支就含有20多克添加糖。它们的能量也非常惊人,一只70多克甜筒冰激凌的能量与二两馒头相当。冰棍不像冰激凌一样含有大量的奶油,热量相对较低,但基本没有什么营养。

另外冷冻食品还会影响孩子的消化功能。夏天人的胃部血管扩张,遇到凉的雪糕会痉挛收缩,导致胃液减少,影响孩子的消化,造成孩子厌食、消瘦、胃肠功能紊乱并导致黄而暗的特征性面孔,医生形象地称之为"冰棍脸"。多吃这些食物对孩子健康没有好处。

14. 孩子可以喝咖啡吗

目前,我国对咖啡的研究较少,但是欧美国家不同的组织机构却有明确咖啡因每日安全摄入量:如欧洲食品安全局建议儿童≤3毫克/千克体重(暂定)、加拿大卫生部建议4~6岁儿童≤45毫克、7~9岁儿童≤62.5毫克、10~12岁儿童≤85毫克,13岁及以上青少年≤2.5毫克/千克体重。儿童、青少年可以少量摄入咖啡,但是每日摄入量一定要控制在较低的、安全范围内。如果按照一杯(150毫升)过滤咖啡平均含有130毫克咖啡因计算,中小学生咖啡的饮用量大约就是过滤咖啡半杯以内为宜,而且如果当日摄入了巧克力、茶及茶饮料后更要减少咖啡的摄入。同时,也要注意因人而异,喝咖啡后如果有异常兴奋的表现(如心跳明显加快、失眠、多梦等),要停止饮用或减少饮用量。

15. 孩子可以喝奶茶吗

很多家长认为奶茶里有牛奶和茶,都是不错的饮品,孩子可以饮用。但是您知道吗?不是所有奶茶都是由鲜牛乳和茶水混合而成,相反有些奶茶是

靠"变魔术"做成的,丝滑的口感可以用植脂末制造、奶香味可以使用奶精调制、香甜是因为加入了大量的甜味剂和糖。这样一杯奶茶几乎是没有营养的,反而满满的全是能量、糖、反式脂肪酸等。我们建议外卖奶茶还是不喝或者少喝为妙,如果实在想喝,不妨自己动手做一杯吧!

小贴士:

自制奶茶:

原料:鲜牛奶200ml,糖10g,红茶若干粒(英式红茶最好)。

做法:干锅放入糖,炒成焦糖色糖水,放入牛奶加热,随后放入茶叶,边加热边搅匀,并可以将茶叶捣碎,茶味更浓。

自制奶茶虽然味道相对清淡,但是更加健康!

16. "路边的美食"真的美吗

上、下学的路上,很多孩子都会购买校园附近或者沿途路边摊的食品,尤其是在边远农村地区更为常见,但这却是我们不提倡的。

我们所说的"路边摊"多是游商,国家无法对其进行有效监管,所售卖的

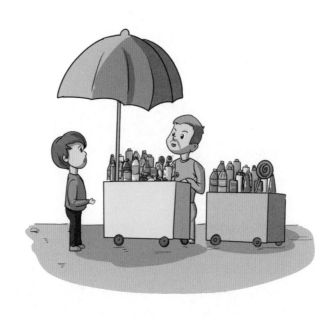

食品多属"三无"或"山寨"产品,食品安全得不到保障。"路边摊"经营的多是糖果、各色饮料、烧烤、油炸等食物,营养成分单一,孩子吃惯了各种重口味,反而失去了对食物本味的感知能力。

所以呢,您还是要教给孩子相关知识,去选择正规、干净的店铺,选择健康的食物,不要让孩子"贪口味一时爽",而是要"有节制保健康"。

17. 什么是零食

您是否觉得,零食不就是瓜子、花生、糖果、薯片、话梅、饼干之类的小食品吗?那么蒸红薯、煮玉米算不算零食呢?答案是:如果它们是在午餐时吃的,那就算作午餐的主食而非零食,如果是在下午(午餐、晚餐之间)吃的,那就算作零食。也就是说,辨别零食的关键点在于食用时间,而不在于是什么食物。零食是在正餐(早、中、晚餐)之外所有吃的食物及喝的饮料(不包括水)。

18. 孩子可以吃零食吗

任何食物都可能成为零食,因此,不能一提零食就觉得是不好的、不能吃的,相反,孩子还恰恰需要零食来补充正餐的不足。孩子每天除了要学习、运动、维持正常的生命活动外,还要不断地生长发育,因此对能量和营养素的需求很高;但另一方面,孩子的消化器官还没有发育完善,尤其是低年级学生,胃容量小、消化能力较弱,每天正餐时吃不了太多就饱了,两餐之间又容易饥饿,这与他们的高需求是相矛盾的。在两餐之间进食适当的零食,是解决这一矛盾的主要手段。

19. 孩子应该选择什么样的零食

总的原则是选择新鲜卫生、营养丰富、少油少盐少糖的天然食物作零食。如牛奶、酸奶、豆浆、豆腐干、新鲜水果、可生吃的蔬菜、各种原味坚果、水煮蛋、全麦小面包、蒸红薯、煮玉米、烤海苔等。这些食物营养丰富,又较少添加油盐糖,既可补充正餐能量及某些营养素的不足,又不会带来过多的能量。而那些油炸的、太甜的、太咸的食品则要少选择或不选择,如奶油蛋糕、炸鸡块、炸薯条、果脯、蜜饯、糖果、雪糕、含糖饮料等。这些食物或本身营养成分单一，或在制作过程中营养成分遭到破坏，或是额外添加了大量油盐糖，偶尔吃一下无妨，但若经常吃则有损健康。当然除了从营养角度选择外，给孩子挑零食还要注意食品安全问题，要购买正规厂家生产销售的、清洁卫生的食品。零食如何选购见表18。

表18　零食选购举例

零食类别	可经常食用 （每天吃）	适当食用 （1 周 1~2 次）	限量食用 （1 周不超过 1 次）
蔬菜水果	新鲜蔬果	拌糖水果沙拉、蔬菜沙拉、苹果干等果干	罐头、果脯、蜜饯
奶及奶制品	鲜牛奶、酸奶	奶酪、奶片	全脂炼乳
坚果类	花生、核桃、杏仁等原味坚果	琥珀桃仁、花生蘸、盐焗腰果	—
薯类	蒸煮红薯、土豆	甘薯球、地瓜干	炸薯片、炸薯条
谷类	燕麦片、煮玉米、全麦面包、全麦饼干	蛋糕、饼干	膨化食品、方便面、奶油蛋糕、夹心饼干、甜点
肉、蛋、海产品	水煮蛋、水煮虾	肉干、鱼片、海苔、火腿肠、卤蛋	炸鸡块、炸鸡翅、炸烤肉串
豆及豆制品	豆浆、烤黄豆、烤黄豆	卤豆干、怪味蚕豆	—
饮料类	—	植物蛋白饮料（如杏仁露、核桃露）、含乳饮料（如酸酸乳等）、果蔬汁含量>30%的饮料	碳酸饮料、奶茶、咖啡饮料、果汁含量<30%的果味饮料
糖果类	—	黑巧克力、牛奶纯巧克力	奶糖、软糖、水果糖、果冻
冷饮类	—	鲜奶冰激凌、水果冰激凌	人造奶油雪糕、人造奶油冰激凌

注：参考《北京市中小学生健康膳食指引》制定。

20. 什么时间吃零食最好

零食不能喧宾夺主,所以应当在两顿正餐之间吃,比如在上午 9~10 点间喝一杯奶或吃一小把坚果,下午 3~4 点间吃一个水果,与正餐间隔 1.5~2 小时为宜。此外,晚上睡觉前 1 小时不要吃零食,因为睡前吃零食会增加胃肠道的负担,不利于食物的

小贴士:

零食是"客",正餐是"主",反客为主不应当。零食宜少量,每天不超过 3 次。

消化和营养素的吸收,吃得过饱还会影响睡眠质量。另外,在孩子玩游戏、看电视等闲暇娱乐时间也不要吃零食,因为此时孩子的注意力都集中在娱乐上,不经意间就会摄入过量的零食,也容易被呛着。具体判断孩子吃零食的时间和摄入量是否合适,就看孩子在下顿正餐时食欲和食量是否有改变,如果食欲变差、食量减少,就说明零食摄入需要调整了。

21. 有适合家庭制作的零食吗

您不妨自制一些零食,或者带着孩子一起做,这样既健康美味,又培养了孩子珍惜食物、热爱劳动的好习惯,也体会到成功之后的满足和快乐。

(1) 水果酸奶

1) 配料:酸奶 150 克,草莓 70 克,火龙果 20 克,橘子 10 克,猕猴桃 20 克,香蕉 20 克。

2) 做法:把所有的水果粒倒入酸奶中,搅拌一下,满满的大果粒酸奶就做好了。

3) 点评:这是一款制作简单、营养丰富、口味超赞的零食。酸奶属于奶类,含有丰富的优质蛋白和易于吸收的钙;它含有的乳酸菌还将乳糖发酵分解了,适合乳糖不耐受儿童。配以各种时令水果,既丰富了色彩、增加了口感,还带入了满满的维生素 C、膳食纤维等。建议酸奶尽量选择不添加糖的纯酸奶,用香甜的水果增加甜味。

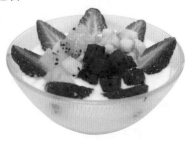

（2）虾仁葱香鸡蛋饼

1）配料：鸡蛋 2 个，虾仁 50 克，低筋粉 250 克左右，香葱、盐、芝麻、油、水适量。

2）做法：把所有的配料切小丁，鸡蛋打入容器加入配料和成糊，静置 15 分钟。平底锅放适量油，把和好的糊摊成金黄色饼即可。

3）点评：虾仁、鸡蛋都含有丰富的优质蛋白，对学生身体发育十分有益，配以香葱、芝麻，颜色丰富，诱人食欲。采用少油摊制，方法简单，易学易会。同样注意的是，好吃不能贪嘴，所以每个鸡蛋饼不要做太大，当作零食宜小份摄取。

（3）银耳莲子羹(5 人量)

1）配料：干银耳 10 克，去芯干莲子 10 克，去核干小枣 15 克，冰糖 15 克，枸杞 5 克，雪梨 1 个。

2）做法：干银耳、干莲子用凉水泡发，小枣、枸杞分别凉水浸泡。所有原料清洗干净，泡发的银耳去根撕成小块，雪梨去皮切成小块。不锈钢锅中放入清水 2 500 克，加入以上除枸杞外所有用料，大火烧开后改中小火炖 60 分钟，炖至羹浓，加入泡好的枸杞，再炖 5 分钟即可。

3）点评：原料中的银耳属于菌类，含有丰富的多糖，且是日常学生饮食中易缺乏的食物，适合学生食用。配以莲子、小枣、雪梨、枸杞，加冰糖调味，具有润肺生津作用。以此羹作为零食，既可补水，又可补充膳食纤维。放学后，晚饭前来一小碗，比含糖饮料好过上百倍。

22. 如何区别奶和乳饮料

奶营养丰富，还是钙的良好来源，很多家长都会为孩子选择牛奶当作饮品。但是您在超市中挑选的带有"乳"或"奶"字样、乳白色的液体真的都是奶吗？如何分辨是牛奶还是饮料呢？学会"三看"就可以解决这个问题。

一看产品类型(种类)。真正的奶会标明巴氏乳、灭菌乳或调制乳等(调制乳是奶占 80% 以上,再添加其他原料或食品添加剂或营养强化剂制成的液体产品,本质上还是属于奶类),而饮料则会标明含乳饮料、乳味饮料等。产品类型的字体有时候会比较小,需要仔细查找。

二看食品配料表。食品原料的排列顺序是按它们在终产品中的含量来的,含量最多的排第一位,含量其次的排第二位,以此类推。如表 19 所示,灭菌乳配料表仅有生牛乳一项,说明这是一款彻头彻尾的奶,调制乳的配料中除生牛乳作为主料外,还增加了水、糖、食品添加剂等,含乳饮料的头把交椅是水,第二位是炼乳,第三位是糖,第四位才是奶粉,可以理解为是糖水里兑了些奶。

三看营养成分表,真正的奶蛋白质含量要达到 2.3 克 /100 克以上(调制乳≥2.3 克 /100 克,巴氏乳和灭菌乳≥2.8 克 /100 克(羊乳)或 2.9 克 /100 克(牛乳)),而含乳饮料的蛋白质含量只要达到 1.0 克 /100 克即可。

学会了这三招,您就能分清奶和含乳饮料了。

表 19　灭菌乳、调制乳、含乳饮料的"三看"对比

产品类型		
灭菌乳	调制乳	含乳饮料
配料		
生牛乳	生牛乳、水、白砂糖、果葡糖浆、可可粉、食品添加剂	水、炼乳、白砂糖、全脂奶粉
营养成分(每 100 毫升)		
能量　　　261 千焦 蛋白质　　3.0 克 脂肪　　　3.6 克 碳水化合物　4.5 克 钠　　　　70 毫克	能量　　　268 千焦 蛋白质　　2.4 克 脂肪　　　2.7 克 碳水化合物　7.5 克 钠　　　　70 毫克	能量　　　247 千焦 蛋白质　　1.0 克 脂肪　　　1.4 克 碳水化合物　10.4 克 钠　　　　40 毫克

小贴士：

您别小看含乳饮料和奶的蛋白质差距。假如小明同学每天喝300 克含乳饮料,小芳同学每天喝 300 克牛奶,他们所摄入的蛋白质差距,相当于小芳每天比小明多吃了一个鸡蛋!

酸奶和乳酸菌饮料也可以用"三看"区别出来哦! 酸奶的蛋白质含量须大于等于 2.3 克 /100 克(发酵乳≥2.9 克 /100 克,风味发酵乳≥2.3 克 /100 克),乳酸菌饮料大于等于 0.7 克 /100 克。

23. 非油炸的薯片就真的不含油吗

很多家长都意识到油炸食品对健康不利,而非油炸食品的出现,似乎成为了满足孩子愿望与保护孩子健康的完美解决方案,但事实果真是如此吗? 我们来比较一下市售的两款薯片中能量和脂肪的含量,其中一款是油炸的,一款是非油炸的(表 20)。

表 20　油炸薯片与非油炸薯片的能量和脂肪含量对比

品种	每 100 克所含能量	每 100 克所含脂肪
某油炸薯片	2 260 千焦	32.7 克
某非油炸薯片	2 112 千焦	25.8 克

采用了非油炸工艺制作的薯片,脂肪含量比油炸薯片低,能量也稍低一点儿,但它每 100 克就含有脂肪约 26 克(要知道我们一天推荐的烹调油摄入量也才 25~30 克呢),2 112 千焦的能量也与八两米饭相当! 再来看看它的配料表,除马铃薯粉外,排在第二位的就是氢化植物油,第四位是精炼植物油,第五位是白砂糖。可见,虽然制作工艺采用了非油炸,但产品中还是添加了一定的油脂和糖,它们可以很好地改善产品的口感,弥补了非油炸带来的味蕾损失,但同时也带给我们不低的能量摄入。

24. 哪种燕麦食品更健康

最近一段时间,市场上出现了一些新型的燕麦食品,口感酥脆香甜,既可冲泡牛奶当作早餐,又可当作零食干吃解饿,看到如此健康又美味的零食,您是不是动心了?那么所有含燕麦的食物都是健康的吗?我们来比较一下表21所示的燕麦食品吧。

从两者的营养成分表中,我们发现区别较大的是脂肪,100克即食燕麦含脂肪9.3克,低于干吃燕麦的12.9克。仔细分辨的话,两者的碳水化合物看似区别不大,实则来源不同(即食燕麦全部来自于燕麦,干吃燕麦来自于燕麦和添加的糖)。此外钠也有一定的差异。

两者为什么会有这些区别呢?我们还是要从配料表中寻找原因。即食燕麦的配料只有一种,即燕麦,而干吃燕麦片的配料除燕麦外,还含有植物油、添加糖、盐等。可见,香甜酥脆的口感不是作为粗粮的燕麦特有的,而是其他添加成分带来的。比较而言,纯燕麦片才是更健康的食品。另外还要提醒您注意,市场上还有很多麦片食品,这里的麦片可不一定是燕麦片,它可能是大麦、小麦或玉米做成的,选择时要通过配料表分清楚。

表21 即食燕麦片与干吃燕麦片的营养成分和配料对比

即食燕麦片		干吃燕麦片	
营养成分(每100克)			
能量	1 656 千焦	能量	1 727 千焦
蛋白质	11.0 克	蛋白质	10.1 克
脂肪	9.3 克	脂肪	12.9 克
碳水化合物	60.5 克	碳水化合物	61.0 克
钠	8 毫克	钠	77 毫克
配料			
燕麦		燕麦、植物油、果葡糖浆、紫薯粉、椰子粉、脱脂乳粉、食用盐、结晶果糖、维生素E、柠檬酸	

小贴士:

食物健康与否,不仅要看主料,还要看"佐料"和加工方式。

25. 如何快速读懂营养成分表

与燕麦问题相似的还很多,花生与鱼皮花生、核桃与琥珀核桃,到底哪个更健康？营养成分表是非常有利的工具,教您快速识别食物的营养价值,在大多数预包装食品的包装袋上都可以找到它。

营养成分表多为一个长方形的表格,分为项目、含量(每100克)、NRV% 三列(表22)。项目这列中最少要包括5项,即能量、蛋白质、脂肪、碳水化合物和钠(这5项是必须的,除此之外也可以标注其他营养素);含量是指每100克(或100毫升或每份)这个食品中所含有的能量及左侧项目栏对应营养素的数量;NRV% 是指吃了100克(或100毫升或每份)这种食品,可以获得的能量(或左侧对应的营养素)大致占成人每天需要量的百分之多少。

表22　某食品营养成分表示例

项目	每100克	NRV%
能量	820 千焦	10%
蛋白质	4.9 克	8%
脂肪	0 克	0%
碳水化合物	43.8 克	15%
钠	766 毫克	38%

看表的时候还需注意,营养成分表中所标的含量是按每100克(或100毫升)标注的,还是按每1份标注的,如果是按每份标注,则要注意每份的重量,换算成100克后,才可以与其他按100克标注的食品进行比较。学会看营养成分表,您就可以通过相对准确的数字来选择更适合孩子食用的零食了。

以钠为例,该食品每100克可食部分含钠766毫克、NRV% 为38%,意思是吃100克该食品,可以摄入766毫克钠,大约占我们每天钠需要量的38%。按这个方法,您也能读懂能量、蛋白质、脂肪、碳水化合物的含义了。

钠的含量能提醒该产品的含盐量,您用钠的数值乘上2.54,得到的便是盐的含量。这个例子里,每100克该食品含盐约1.9克。

小贴士:
我们给某些食物冠以"不健康"的称谓,并不是让孩子从食物清单中把它划除,而是有所"忌惮",刻意地去少吃它,比如食用频率降至每周一次、每月一次等,每次食用量也要少。

五、身体活动与睡眠

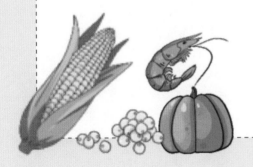

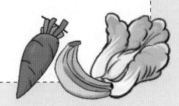

爱动是孩子的天性,他们在游戏和运动中增长体质,培育体育精神。那么您了解孩子每天应该活动多久,各阶段孩子又适合什么样的运动吗? 随着年龄增长,学习压力增加,孩子静态活动逐渐增多,您了解静态活动的危害吗? 可以做些什么来减少孩子的静态活动呢? 睡眠也是家长们关心的一大热点,孩子每天该睡多久,怎样的睡眠才是高质量的睡眠呢? 您将在本章找到答案。

1. 什么是身体活动? 包含哪些内容

身体活动是指训练场地锻炼? 还是日常的游戏? 您可能对此概念还感到陌生。其实,身体活动是指由于骨骼肌收缩致使机体能量消耗增加的活动,内涵非常丰富,包含交通往来、家务活动、职业活动、体育运动和锻炼等。对孩子而言,具有一定目的性的身体练习,包括体育课中的运动技能学习、校内外体育竞赛、课后体育游戏或锻炼,是身体活动的重要组成部分。

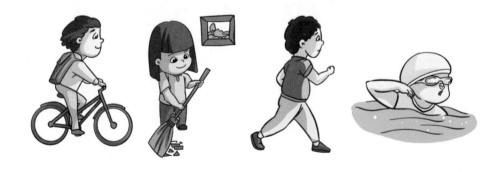

2. 中小学生为什么需要进行身体活动

《健康中国 2030 规划纲要》指出,要实施青少年体育活动促进计划,培育青少年体育爱好,基本实现青少年熟练掌握 1 项以上体育运动技能,确保学生校内每天体育活动时间不少于 1 小时。到 2030 年,学校体育场地设施与器材配置达标率达到 100%,青少年学生每周参与体育活动达到中等强度 3 次以上,国家学生体质健康标准达标优秀率 25% 以上。

科学的身体活动有助于维持健康体重,塑造孩子良好的身体姿态;锻造孩子优秀的体能,促进神经系统、运动系统、呼吸系统、循环系统的健康发育;可以培养孩子运动技能,养成终身体育锻炼的习惯,进而愉悦身心、锻炼心智和培养品德。总之,身体活动可以帮助孩子更加全面、健康地成长。

3. 孩子每天应该进行多少身体活动

2018 年 1 月发布的《中国儿童青少年身体活动指南》中指出,6~17 岁儿童青少年每日应进行至少累计 60 分钟的中高强度身体活动,常见的球类运动、跑步、跆拳道、游泳、轮滑、舞蹈、跳绳等都属此类。此外每周至少应有 3 天的高强度身体活动和增强肌肉力量、骨骼健康的抗阻活动。考虑到小学生身体发育阶段,影响心肺功能的有氧运动强度不宜过高,可进行短距离(60 米、100 米、200 米)中速跑,各种活动性游戏和自重力量训练等,不宜过多进行一些长时间紧张性的、负荷过大的运动。中学阶段,心血管功能与力量水平逐渐提高,可以承受更大的运动负荷,但也要注意循序渐进,确保动作准确、负荷适中、区别对待,让每个孩子拥有健康体魄。

小贴士:

进行中等强度身体活动时,需要适度的体力消耗,呼吸比平时急促,心率也较快,微出汗,但仍然可以轻松说话。

进行高强度身体活动时,需要较多的体力消耗,呼吸比平时明显急促,呼吸深度和心率大幅增加,出汗较多,停止运动、调整呼吸后才能说话。

常见的抗阻运动项目有:克服自重(引体向上、俯卧撑、仰卧起坐、山羊挺身、跑步、跳跃等),对抗阻力(身体各部位的哑铃、杠铃、弹力带的推拉、抬举、旋转、跳跃练习等)。

4. 小学生适合什么样的运动

3~6 岁时,儿童大脑皮层各区域反射逐步建立,7~8 岁时,大脑皮质运动区神经细胞逐渐分化,已接近成人水平,此时进行基本动作训练可塑性最大。

因此,小学三年级前,孩子们应多参与体育活动,发展其基本动作技能,比如移动类——跑、跳、躲闪等;稳定类——扭转、平衡、灵敏练习;控制类——

扔、接、传、扣等;意识类——空间意识和动作意识等。

在四到六年级为学会训练阶段,该阶段要求孩子们发展基本运动技能。此时应让孩子广泛地掌握多个运动项目的技能,保持和增加运动兴趣,避免片面地发展运动能力,否则孩子动作模式储备少,影响今后高水平运动能力的发展,还会增加伤病发生和潜力耗竭的可能性。设立若干练习站点、采用循环训练的方式,是适合任何儿童或青少年运动员的训练方法,但应避免难度过高,造成孩子困扰,丧失兴趣。

小贴士:

(1)三年级前适合的运动:

1)平衡类练习:如单腿站立、走平衡木、闭眼倒走等。

2)协调类练习:如步法练习、侧手翻、前/后滚翻、钻/爬障碍物等。

3)开放式或闭合式灵敏练习:如围绕 Z 字形、T 字形、L 字形、Y 字形标志桶穿梭跑、手控球跑、脚控球跑、躲闪球练习等。

4)力量类练习:如爬梯、实心球游戏、立定跳、仰卧起坐、山羊挺身、沙地跑以及各种跳跃性练习等。

(2)三年级后适合的运动:可进行田径、体操、球类运动、滑冰、游泳、体能训练等多类运动项目。

5. 中学生适合什么样的运动

在 12~16 岁,可以让孩子参与专项运动技能的训练,比如在球类运动、体操、健美操、武术、田径、游泳等项目中发展的专项运动能力。在身体素质练习方面,可以通过短跑、上坡跑、牵引跑、沙地跑等形式发展下肢爆发力,但时间不宜过长,次数不宜过多;通过各种形式的单足跳、双脚跳和跳越障碍等练习弹跳力;通过投掷垒球、实心球、小重量铅球等各种重物发展全身爆发力;通过俯卧撑、仰卧起坐、引体向上、悬垂举腿、腹背起等自重练习和杠铃、哑铃器械练习循序渐进发展基础力量。

高中生提倡参与专项体育运动,发展专项能力,培养终身体育意识。

6. 肥胖儿童身体活动的注意事项有哪些

您需要尽可能创造机会让孩子活动,比如增加步行、多做家务活动等。并且从安全温和的运动方式开始,比如走路、慢跑等,循序渐进增加运动强度和时间。

长时间的低、中强度有氧运动(慢跑、快走等)能够消耗脂肪,但效率较低;抗阻运动可以增加瘦体重,提高基础代谢能力,同时肌力的提高也可以改善运动效率、预防损伤。因此,肥胖儿童的运动应将有氧运动和抗阻运动有机结合,这样更有利于改善身体成分,促进骨骼、肌肉健康。而中、高强度的间歇训练(HIIT,比如开合跳、登山跑、高抬腿等),可能在运动后加强了新陈代谢或者降低了食欲,能够取得更好的减肥效果,但同时也增加了心血管压力和损伤风险。

所以,建议肥胖学生在运动过程中,应将低、中、高三种强度相结合,前期以低、中强度有氧运动为主,循序渐进地增加运动时间,随着身体适应性的提高,逐步增加强度,根据实际需求不断融入中、高强度间歇训练。

7. 如何在运动中有效减少运动损伤的发生

青少年关节活动幅度大、柔韧性好,但骨骼承受压力和肌肉拉力的能力都不及成人,骨骼易发生弯曲、变形。比如,日常卧、坐、站的身体姿态不正确,或者过长时间参加乒乓球、羽毛球、击剑等偏侧肢体运动,或者自行车、滑冰、射击等长时间固定身体姿态的运动,或者跳高、跳远等长距离、硬地面地反复多次跑跳练习,都易造成肢体发育不均衡、脊柱变形、下肢骨骼形态改变等。

为防止上述变形,日常学习和生活中要注意培养孩子正确的身体姿态,掌握正确的技术动作。尽量做到大小肌群、表深肌群均衡发展,进行移动动作、稳定动作、控制动作等多维度训练,储备尽可能多的动作模式,让孩子发展得既均衡、又有自身特长。

如果孩子在进行专项的体育训练,应有专门的教练指导。其中单侧或静力性较多的训练,应重视对侧肌力的纠正训练,避免肌肉张力不平衡导致骨关节位置或形态改变;爆发力训练,不要过多地在硬场地上踏跳或跳深练习,否则髌骨与股骨反复摩擦、撞击,易造成股骨下端及髌骨软骨损伤,造成骨盆变形;基础力量训练,在肌肉的维度和力量增长较快时(12~15岁),要循序渐进提高负荷,避免四肢变形、足弓下降、影响身高发育;柔韧训练,要减少过多地静力性脊柱过伸(如长时间、大角度的下腰动作),避免椎体和椎间盘损伤。

此外,应重视训练前的准备活动和训练后的拉伸与放松。准备活动通过激活肩胛、脊柱、臀大肌来激活躯干系统,采用动态性拉伸方法让四肢关节活动度达到运动所需范围,最后用快频率动作练习,激活神经系统,让四肢、躯干与神经系统完美结合,从而提高运动表现、预防运动损伤;拉伸与放松活动通过扳机点按摩、泡沫轴滚压筋膜、拉伸肌肉的方法,促进孩子机体恢复。

小贴士:
　　掌握正确的技术动作、多样的动作模式储备是预防运动损伤的关键。
　　此外合适的运动着装和场地、运动前的准备活动、运动后的放松也是重要环节。

8. 家长可以跟孩子做哪些亲子运动

亲子运动多指父母陪着孩子共同参与的有益于儿童身心健康的体育活动,可以帮助改善亲子关系和促进家庭成员身体健康。活动要跟孩子的动作发展相匹配。

小学低年级,家长可以与孩子进行手操控的传接球游戏(如拍球原地比赛、运球折返跑比赛等)、脚操控的踢传球游戏(如射门比赛、运球绕杆跑比赛等);非控制性的手拉手睁眼、闭眼单腿站立(如站软垫比单腿站立时间、走平衡木比赛等),面对面手拉手或背靠背的深蹲练习、单腿蹲练习等;移动性的双人夹球移动跑(如面对面夹气球跑、背对背夹气球跑)或三人打沙包等。小学高年级,家长可以与孩子共同参与多种多样的体育活动,帮助孩子培养运动兴趣。

中学时,孩子进入青春期,运动技能发展也具备了一定水平,而家长的运动能力大多力难从心,此时可以带领孩子远足爬山等发展心肺功能、陶冶情操,或参与 CROSS-FIT 等潮流运动,培养孩子体能、加强亲子互动与交流。

9. 运动后,孩子可以喝运动饮料吗

运动饮料是根据运动时生理消耗的特点而配制的,可以有针对性地补充

运动时丢失的营养,起到保持和提高运动能力、加速消除疲劳感的作用,多针对那些在体育运动中消耗大量糖原、水分,需要快速补充体能的成年人,对于大多数青少年来说,运动饮料的成分并不符合甚至超过了他们的身体需求。比如过多的钠离子、咖啡因会增加孩子心血管的负担,烟酸超出耐受量也会引起不适。此外,有的运动饮料含有多种有机酸,能分解钙质,侵蚀牙齿的釉质层。即便是运动强度较大的青少年,喝运动饮料也要遵循少量多次的原则,不可一次大量摄入。

10. 爱运动的孩子视力好,是真的吗

足量的户外时间是公认的保护视力的因素,而多数体育活动都是在户外进行。进行足球、高尔夫、乒乓球、羽毛球等球类运动时,眼睛要不断追随球类,促使睫状肌不断放松、收缩,改善了睫状肌的血液供应和调节能力,减轻视疲劳;放风筝凝视远方,可以放松睫状肌;即使是户外随意的奔跑打闹,视野也相对开阔,视觉空间增大,也可以缓解视疲劳,有助于预防近视。

但高度近视眼应避免剧烈运动,以防止发生如视网膜脱落等眼睛并发症。

11. 什么是静态活动? 静态活动有什么害处

静态活动是指在清醒状态下,采用坐姿、斜靠或者卧姿进行的活动,消耗的能量远低于运动或其他身体活动。日常的坐姿学习、在沙发上看电视、坐卧姿势使用计算机、平板电脑、手机等活动以及乘坐交通工具时的静坐都属于静态活动。连续静坐时间超过 1 小时就属于久坐,对健康很不利。

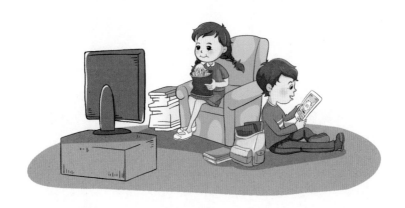

（1）久坐行为影响儿童身高、体重和各器官的适宜增长。孩子的心肺功能和肌肉无法得到充分的锻炼，从而降低体质健康状况、影响运动能力发展，也容易引起肥胖和成年期疾病的早发。

（2）视屏时间（看电视、电脑、平板等电子屏幕的时间）是静态活动的主要组成部分，视屏时间长容易损伤视力，并容易产生坏脾气和行为问题，增加暴力倾向。

（3）学龄期是孩子探索世界、学习练习各种技能的重要时期，而静态活动限制了孩子探索世界的脚步，缺少实践练习，孩子学习的能力也会下降。

（4）经常"宅"在家里的孩子，缺少人际沟通和面对面人际交往的能力，也缺乏对于社会的观察和理解，这会影响孩子的适应能力和社交能力。

相反，减少久坐行为可以保持健康的体重、产生更好的学业成绩，并能提高适应性和学习新技能的能力。所以孩子每天的静坐时间越少越好，且视屏时间不超过 2 小时，超重或肥胖儿童视屏时间应限制在 1 小时以内。

小贴士：

长时间的静态活动危害大：会影响孩子的发育和长期健康，影响学习成绩；会增加孩子的焦虑和抑郁，使孩子不开心、不自信。静坐时间越少越好，每天视屏时间不超过 2 小时。

闲暇时间，孩子应该到户外玩耍。

12. 孩子活动量够了，静态活动多一些也可以吗

您可能会问了，孩子一天在学校已经进行了体育锻炼，回家多坐一会儿行不行呢？

这里要注意了，久坐行为对健康的危害是独立于身体活动的，也就是说，即使孩子达到了每天推荐的 60 分钟的中、高强度身体活动量，但如果每天仍然有较长的久坐行为，依然会不利于健康。因此，即便是很好动的孩子，家长也应该提醒孩子减少久坐，在做作业、使用电脑或看电视时，提醒孩子至少每30~40 分钟站起来活动 10 分钟，舒展筋骨，避免长时间静坐。

13. 家长如何帮助孩子减少静态活动时间

学龄期的孩子天生活泼好动,您可以帮助孩子多施展自己的天性,用"动"来代替"静",从而减少孩子每天静态活动的时间。提醒孩子:平时坐姿学习时,每隔 30~40 分钟要站起来活动 10 分钟;在学校的课间和午休时间,尽量进行户外活动,不要待在座位上;在家里,可以帮家长做些家务,锻炼生活技能。在保证安全的情况下,鼓励采用步行和骑车等积极的交通方式去上学。

平常您也可以和孩子一起进行亲子运动,比如慢跑、跳绳、羽毛球、乒乓球等;周末可以带孩子进行爬山等活动量更大的户外活动,去亲近大自然。户外活动可以接受阳光的照射,让身体产生更多的维生素 D,促进钙的吸收,孩子能够长得高、长得壮。多进行户外运动还可以预防近视,让孩子拥有明亮的眼睛。

小贴士:

有运动习惯的孩子,更容易取得好成绩。

经过课间活动,孩子上课时精力会更加集中。

您应该和孩子一起动起来,共同养成健康生活方式。

14. 睡眠到底多重要

睡眠是一日作息的重要组成部分,充足、高质量的睡眠与孩子健康密切相关。

睡眠的时候,孩子的身体会有以下变化:

(1) 分泌较多的生长激素,大约 70% 的生长激素是在睡眠中产生和释放的。

(2) 肌肉放松,体温下降,新陈代谢速度减慢,有助于孩子恢复体力,消除疲劳。

(3) 大脑在快速发育,尤其是在睡眠的快速眼动期,大脑的发育最迅速。

(4) 可以保持免疫系统功能正常,提高抵抗力。

所以人们常说,睡得好的孩子才能长得好,更健康、更聪明。

15. 孩子一天需要多长时间的睡眠

每个孩子对睡眠的需求是不一样的。总体来说,年龄越小的孩子所需的睡眠时间越长,需求量大致如下:小学生 10 小时,初中生 9 小时,高中生 8 小时。

通常对于学龄期的孩子,保证每天 8~10 小时的睡眠是十分必要的。您可以教孩子制订作息表,提高学习效率,保证睡眠时间。如果平时睡眠时间不足,周末补觉并不是好方法,有条件可以中午小睡一会儿,有助于恢复脑力。

16. 睡多了有什么危害

长时间睡眠不足的孩子不仅生长发育受到影响,情绪上也会容易烦躁。那么睡觉是否越多越好呢? 答案是否定的。睡眠时间过长,会让孩子醒来时感到头晕疲倦、缺乏精神;肌肉也会因为长时间的放松而缺少力量,起床后感到浑身无力;还会影响吃早饭,打乱正常的饮食习惯,影响消化功能。所以您要注意,孩子的睡眠时间不要过短,但也不要过长。拥有高质量的睡眠,是孩子每天充满活力、健康成长的重要条件。

 小贴士：

高质量的睡眠应该是这样的:

入睡快,10 分钟左右即可入睡;

睡得深,睡眠时呼吸深长且不易惊醒;

睡得稳,睡眠时没有经常翻身,没有出现磨牙、惊叫、说梦话等情况;

起床快,早上起床后精神好,不犯困,头脑清晰。

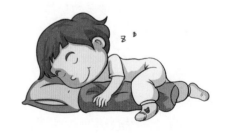

17. 孩子应该几点前睡觉

孩子最佳的入睡时间因人而异,大多数是晚上 9~10 点,对于年龄小的孩子则是晚上 8 点。而起床时间主张不宜过早,尽可能自然醒。但目前孩子因为父母上班和学校要求,不得不早起,所以具体的入睡时间可以根据孩子的起床时间进行调整,保证睡眠时长。

18. 如何帮助孩子养成良好的睡眠习惯

你可以帮助孩子规划一天的时间安排,尤其是放学之后的时间安排,提高学习效率,尽量早睡。

睡前 1 小时内不要让孩子吃夜宵,晚饭也应注意不要吃得过饱,避免摄入咖啡、茶、巧克力等含咖啡因、会影响睡眠的食物。晚饭可以吃一些富含维生素 B_1、维生素 B_{12}、镁的食物,例如鱼、鸡蛋、乳制品、深绿色蔬菜、坚果、大豆等,促进孩子睡眠。

睡前避免可能导致孩子情绪激动的事件,比如:争吵、剧烈运动、电子游戏、惊悚刺激的电影、书籍等。您可以和孩子一起静坐放松,放一些轻松舒缓的音乐,打开卧室窗户通风换气,并将室内光线调暗,避免噪声。

注意卧室的环境。卧室的装修应该宁静优雅舒适,墙壁、寝具等以淡蓝、淡绿、白色等让人感觉宁静的颜色为佳,避免使用橘黄、红色等引起兴奋的颜色。保持舒适的温度和湿度,孩子的衣着与温度相适应。

早晨轻柔地唤醒孩子起床。如果孩子晚上睡得较晚可以适当延后起床时间,保证睡眠时间充足。

19. 孩子睡觉打鼾是睡得香吗

孩子睡觉打鼾并不表示孩子睡得香,有可能是白天过于疲劳、睡眠体位不合适、咽部肌肉过度松弛等原因引起的生理性打鼾,一般不用特别的治疗,家长应帮助孩子使用侧卧位睡觉,避免仰卧位或者趴着睡觉。然而除此之外,还可能是病理性打鼾,它是由上呼吸道阻塞引起的,鼾声很响,并且会出现张口呼吸、憋气的症状,鼻炎、鼻窦炎、腺样体肥大、超重肥胖等都有可能引起病理性打鼾,需及时就医。如果孩子打鼾时伴有憋气、呼吸暂停等情况,可能是睡眠呼吸暂停综合征,此时吸入的气体无法在肺部进行充分的交换,会引起身体缺氧,对孩子心肺功能、大脑的发育都会造成不利影响。家长应提高警惕,充分重视,及时带孩子去医院检查。

小贴士:

　　睡眠打鼾会影响孩子睡眠质量,孩子白天就会出现精神不佳、食欲下降、思维迟缓等情况,久而久之孩子生长发育和学习都会受到不利影响。

六、学生营养
相关疾病

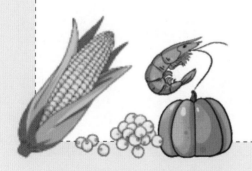

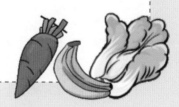

孩子免不了受到疾病的困扰,本章主要目的在于讲述营养与儿童常见病(如贫血、龋齿、近视)、慢性病(如糖尿病、高脂血症、高血压、高尿酸血症)以及家长关心的食物不耐受、进食障碍、身材矮小等疾病的关系,以及营养在预防、治疗疾病中的作用,不能代替临床诊疗过程。

1. 我的孩子有贫血吗

当孩子出现面色、口唇、口腔黏膜及指甲苍白,或总觉得没劲儿,我们一定要想到,孩子可能存在贫血的情况了。这个时候我们一定要到医院就诊,通过医师的相关检查,明确是否存在贫血及原因,进行下一步的饮食指导或特殊的治疗。

那如果孩子身高体重达标、胃口也好,是不是就一定没有问题了呢?答案是不一定。孩子如果存在慢性贫血,或单纯的程度较轻的缺铁性贫血,可能就没有上述的特异型临床表现。很多儿童是在常规体检中发现血红蛋白低,但其他的指标均正常(表23)。一旦发现问题,就需要积极的干预,否则会影响孩子后期的生长发育。

表23 6~17岁儿童青少年血红蛋白正常下限值

年龄/岁	血红蛋白正常下限值/(克·升$^{-1}$)
6~11	115
12~14	120
15岁以上女生	120
15岁以上男生	130

注:摘自《人群贫血筛查方法》(WS/T 441—2013)。

人体血红蛋白值受长期生活地区海拔高度的影响,随海拔升高而增加。在1 000米以上海拔地区生活半年以上的人群应进行血红蛋白值校正(表24)。

比如:7岁的小明从小生活在海拔2 000米的地方,那么当他的血红蛋白值<123克/升(判定值115克/升加上校正值8克/升)时,判为贫血。

表24　不同海拔高度居民血红蛋白校正值

海拔高度 / 米	血红蛋白校正值 /(克·升 $^{-1}$)
<1 000	0
1 000~	+2
1 500~	+5
2 000~	+8
2 500~	+13
3 000~	+19
3 500~	+27
4 000~	+35
4 500~	+45

注:摘自《人群贫血筛查方法》(WS/T 441—2013)。

2. 儿童贫血的营养原因有哪些

常见的与营养相关的贫血有两种:营养性缺铁性贫血和营养性巨幼细胞性贫血。

缺铁性贫血是家长们比较熟悉的,是由于孩子没有摄入充足的铁、消化吸收功能障碍、患有出血性疾病等原因导致体内没有充足的铁储备,造成贫血。

家长们对营养性巨幼细胞贫血则相对陌生,它指的是维生素 B_{12} 或叶酸缺乏导致的贫血。长期仅吃植物性食物、既往患慢性腹泻,或长期服用甲氨蝶呤、苯巴比妥等药物的孩子容易出现。

3. 怎样通过营养改善孩子的贫血

当孩子出现贫血了,我们应该吃些什么来纠正贫血呢? 众口相传的花生、猪肝究竟有没有用呢?

患有缺铁性贫血的孩子要多吃一些含铁丰富的食物,比如瘦肉、动物血、肝脏、鱼、豆制品等,肉类中的血红素铁比植物中的非血红素铁生物利用度高。

同时多吃一些富含维生素C的食物以增强铁的吸收,例如柑橘类水果、哈密瓜、草莓、西红柿和深绿色蔬菜。

叶酸缺乏的孩子饮食要多样,谷薯杂豆类的小麦粉、藜麦、绿豆、芸豆,大豆里的黄豆、黑豆,蔬菜里的菠菜、香菜、苋菜、豇豆、黄花菜,菌类的香菇、海苔、紫菜,以及动物性食物中的肝脏、肾脏等都含有丰富的叶酸。

对于维生素B_{12}缺乏的孩子,建议摄入足够的动物制品,它是人类获取维生素B_{12}的最主要膳食来源,推荐食物主要是肉类及奶制品等。

综上所述,贫血出现后要多进食富含铁和维生素B_{12}、叶酸的食物。其中动物肝脏既含有充足的铁,也含有维生素B_{12},对纠正贫血很有帮助。而花生的话,不管针对哪种贫血都不是首选食物,贫血的孩子不需要特意补充。

需要指出的是,一旦孩子患有贫血,即要定期复查血常规,当饮食改善效果不明显时,遵医嘱服用相应的营养素补充剂。

4. 我的孩子是近视吗

近视眼最突出的症状是远视力降低,但近视力可正常。就是说孩子会觉得远一点的东西看不清楚,要走近一点看才行,这就是为什么很多孩子看电视、看书都会越凑越近,且阅读越来越困难,度数越高,情况越严重。近视初期度数较低的时候,由于眼睛在调节与集合之间的不协调,孩子容易出现眼睛疲劳,影响学习和生活状态,学习成绩明显下降,同时眼睛也容易出现干涩等症状。若不及时纠正,度数进一步增加,肌肉的协调也会出现问题,出现看东西重影、眼睑痉挛、头痛等表现。

出现上述情况以后,要及时到正规医院的眼科门诊就诊,明确近视的程度,适当地调整作息或佩戴适合的眼镜。

5. 儿童近视的营养原因有哪些

影响眼睛各部位发育的营养素,都可能影响视力,这包含了蛋白质以及叶黄素、维生素A、维生素B_1、维生素B_2、维生素C、钙、锌、铜、铬、硒等维生素、矿物质,尤其是叶黄素、维生素A、钙、铬的摄入不足可能是近年来近视发病率增高的原因之一。

叶黄素是明确与近视发生相关的营养素。它和玉米黄素一起,是形成我们眼底黄斑的主要色素。如果缺乏就会出现视力减退、视疲劳等。

维生素 A 又称视黄醇或抗干眼病因子,缺乏时眼睛干涩明显,严重时还会出现典型的夜盲症,视力也会随之减退。

此外,钙和铬这两种金属元素也与视力有关。钙与眼球形成相关,钙质摄入不足引起巩膜弹性减退、晶体内压力上升、眼球前后径拉长,从而导致近视。铬是胰岛素的辅因子,它的缺乏会导致胰岛素活性减退,对糖代谢的调节能力下降,致使摄入的糖不能正常代谢而潴留于血液中,迫使眼睛的屈光度改变,最终形成近视。

6. 怎样通过营养预防孩子的近视

眼睛的生长发育需要多种营养素的参与,所以要做到不挑食、不偏食,保证均衡的膳食营养。同时少吃甜食或小吃等,以免影响正常的进食,或影响其他营养素的吸收。

在此基础上,要增加有利于视力恢复的营养素,比如补充足够的叶黄素和维生素 A。

叶黄素属于类胡萝卜素。那是不是要多吃胡萝卜呢? 答案是否定的,此时我们不能"顾名思义"。富含叶黄素的食物主要为深绿色蔬菜,颜色越深,通常含量越多,包括芥蓝、绿色花椰菜、菠菜、芦笋、绿色莴苣等蔬菜。鸡蛋黄和柑橘类水果也是补充叶黄素的良好选择。

富含维生素 A 的动物性食物包括动物肝脏、动物肾脏、全脂牛奶、鱼肝油等,植物性食物有菠菜、胡萝卜、南瓜等(主要是深绿色和橙黄色蔬菜),动物性食物里的维生素 A 更容易吸收。

此外,还需适当增加优质蛋白质的摄入,如鸡蛋、牛奶、瘦肉等,保证钙和其他微量元素的摄入。

小贴士:

对于近视的预防,在饮食因素之外,更为重要的是充足的户外活动、适当的照明及正确的读写姿势。

7. 我的孩子有龋齿吗

儿童的牙齿健康非常重要,尤其是在乳牙更换为恒牙以后,牙齿的健康影响着身体的长期健康。您应尽早识别龋齿的症状,有效预防和治疗。

龋齿最容易发生在磨牙和双尖牙的咬面小窝、裂沟中和相邻牙齿的接触面。儿童龋齿很少发生在牙颈部,也就是牙齿与牙龈接触的部位,偶见于严重营养不良或某些全身性疾病使体质极度虚弱的儿童。

临床上根据龋齿破坏的程度,将其分为浅龋、中龋和深龋。日常生活中,您多关注孩子,通过询问孩子的不适和检查牙齿表面初步判断有无龋齿,从而尽早发现,尽早治疗。

小贴士:

浅龋阶段,龋蚀破坏局限在牙釉质内,釉质出现褐色或黑褐色斑点／斑块,牙表面粗糙或被破坏,患儿往往没有自觉症状。

中龋阶段,龋蚀达到牙本质,形成牙本质浅层龋洞,对外界刺激较为敏感。患儿喝冷水、吸入冷空气或吃甜、酸食物的时候会感到牙疼,但刺激去掉以后,症状随即消失。

深龋阶段,龋蚀侵破牙本质深层,接近牙髓或已经对牙髓造成影响。这个时期,龋洞很深,破坏也较大,患儿对冷、热、酸、甜刺激都有疼痛感,对热刺激尤为敏感。刺激去除以后,疼痛仍会持续一段时间才逐渐消失。

8. 可能造成龋齿的营养因素有哪些

造成龋齿的外在因素主要是细菌和饮食,内在因素则是牙齿和唾液,两方面相互关联、共同作用。

食物常与牙釉质表面接触,也是细菌的重要作用物。碳水化合物与龋齿的发生关系密切,最容易致龋的是单糖和双糖,如葡萄糖、蔗糖和麦芽糖等。它们是致龋细菌代谢的底物,在为我们提供舒适口感的同时,也为菌斑中的细菌生存提供了丰富的营养和能量。细菌促使食物中的糖酵解产生有机酸,使牙釉质脱钙、破坏。黏软的糖果如软糖,水果制品如葡萄干、果脯,糕点饼干如曲奇饼干,含糖饮料如果汁、碳酸饮料等,都含有较多的糖,且容易在牙齿间隙或沟窝内沉积下来,易引起龋齿。酸奶和乳酸菌饮料中含有乳酸杆菌,如饮用较多,又不及时刷牙,有可能导致龋齿。

膳食纤维则能保护牙齿避免发生龋齿。它可以增强口腔的自洁作用,清除附着在牙间隙的食物残渣,而且本身不易黏附牙面,大大减少患龋齿的机会。粗粮、薯类、豆类食物和新鲜的蔬菜中都含有丰富的膳食纤维,应鼓励孩子多吃这样的食物。

此外,饮水中的氟化物通过增强牙釉质的抗酸性和抑制嗜酸菌的生长而起到防龋作用。食物性状也对龋齿的形成有影响,经常食用未经烹调或粗糙食物者的患龋率一般低于食用精、细、软、黏食物者。

9. 怎样通过营养预防孩子的龋齿

营养决定牙齿组织的生化结构,钙缺乏使牙齿钙化不全或软化。如果饮食中钙、磷、氟、维生素 B_1、维生素 D 等不足,牙齿的抗龋性就低。

因此,在儿童日常的进食中首先应注意营养均衡,避免偏食、挑食。多吃奶和奶制品,其含钙丰富,且吸收率高;大豆及其制品、坚果类、绿色蔬菜也是良好的钙的来源;海带、芝麻酱、虾皮等含钙丰富,但日常食用量较小。这些食物对牙齿的发育、钙化都有很大的好处。

多吃蔬菜、粗杂粮这些富含纤维素的食物,饮用水加氟和食物中加氟有助于预防龋齿。但后者应严格控制用量,以免造成慢性氟中毒,高氟区不宜用此方法。适量用氟可以预防龋病。

少喝或尽量不喝碳酸饮料。碳酸饮料可腐蚀牙齿,导致牙齿脱矿,进而引发龋病,其中的磷酸还会影响钙质吸收,增加骨质疏松的风险。此外还要少吃糖和含简单糖的精加工零食或糕点,减少龋齿的风险。

小贴士:
养成良好的刷牙习惯,进行窝沟封闭治疗也是预防龋齿不可或缺的措施。

10. 我的孩子有厌食症吗

儿童厌食症是儿童摄食行为异常的一种疾病,一年四季均可发病,夏季最常见,各个年龄段儿童均可发病,城市家庭发病率高于农村,独生子女的发病率较高。常表现为较长时间食欲缺乏或食欲减退、见食不贪、没有胃口,甚至抗拒进食,长此以往可导致患儿营养不良,影响生长发育,并可造成患儿免疫力下降,导致机体出现各种功能障碍,增加其他系统性疾病的易感性。

引起儿童食欲不振的原因有很多,食欲减退常见于各种急慢性感染性疾病的病程中或病后失调。除此之外,对于青少年来说,还有可能存在神经性厌食。患有这种进食障碍的青少年想要比健康体重更轻的体重,往往主动限制饮食,即使体重已经明显减轻,仍然不放松饮食限制,进而导致营养不良,带来更严重的躯体并发症,如闭经、劳力性疲乏、虚弱、寒冷耐受不良、心悸、头晕、腹痛和腹胀、早饱、便秘、双足肿胀等。如果家长发现自己的孩子出现以下现象时,应警惕是否存在神经性厌食:①孩子体重远低于其年龄和身高所对应的正常体重时,却仍然会吃得过少、运动过多或采取其他措施,比如催吐来保持或进一步降低体重;②非常担心体重增加,以异常的眼光看待自己的身体和体型,在体重已经低下的情况下仍然认为自己肥胖,体重减轻时自我感觉良好,体重增加时自我感觉不好等。

11. 厌食的病因是什么

厌食的病因除了与平素饮食不节、长期偏食、贪吃零食等因素影响了消化功能有关外,也和儿童喂养者的生活方式及饮食习惯、父母的性格特点及教养方式密切相关。不少儿童的厌食与心理因素有关,而青少年神经性厌食的发病机制尚不完全清楚。研究发现神经性厌食有家族聚集性倾向,提示可能存在遗传因素和环境因素共同作用。

12. 怎样通过营养改善孩子的厌食

父母首先应该给孩子树立好的榜样,保持良好的饮食行为,给孩子正面的影响。

其次,应合理喂养,帮助孩子养成良好的进餐习惯,做到以下几点:

（1）日常饮食以新鲜天然食物为主,不乱加额外的"营养食品"或"保健食品"。

（2）定时、按顿进食,饭前不吃零食、不喝甜饮料,以免血糖升高而影响食欲。水果可以放在餐后或两餐之间去吃。

（3）应经常变换食物的品种,荤素搭配,避免千篇一律。

（4）动物食品含较多的优质蛋白和锌,应在膳食中保持一定的比例。

（5）保持轻松愉快的进食情绪。即使有几次进食不好,也不要威胁恐吓儿童进食,更不要乞求进食。某一顿不吃,不必顾虑,也不要再用零食补充,下顿饿了自然会吃。

13. 对于已经患有神经性厌食的孩子,我该怎么做

此时,应咨询专业的营养医师,确定患儿每天需要摄入的能量,制定饮食计划,建立规律的进食模式。制定饮食计划时应该确保饮食的营养充分,并应包括所有主要的食物种类;不应给予低热量、低脂肪或不含热量的食物。可以采用食物交换份的方法来指导患儿进行合理的食物摄入与调换,这样的饮食计划由不同类别的食物组成(包括谷薯类、乳类、油脂／坚果、水果、鱼禽畜蛋类、淀粉类、大豆类和蔬菜等),每类食物下不同品种可以互换,使得饮食计划具有一定的灵活性,便于患儿坚持。

此举的目的在于恢复体重和正常的饮食模式,稳定一般身体状况,逆转继发于低体重状态的躯体并发症和精神症状。

14. 我的孩子有暴食症吗

暴食也是进食障碍的一种,是指在一段单独的时间(约 2 小时)内进食量远远大于多数人在相似时间段内的进食量。发作期间,患儿感觉自己不能控制进食(例如:感觉无法停止进食,或者无法控制进食量或进食的东西),而且常常会采取不恰当的代偿行为来避免体重增加,包括自我催吐、滥用轻泻药、利尿剂或灌肠剂、过度锻炼、禁食或者严格限制饮食。

患儿多半是因为失去了内在的平衡和控制力,才会出现暴饮暴食的现象,其一般表现为:

（1）在短时间内吃掉大量的食物，进食量远远超过正常。

（2）对进食失去控制，无法停止进食，或不能控制进食的次数和数量。

（3）暴食后马上采取不恰当补偿措施以防止体重增加，发生次数平均1周至少2次，且持续3个月以上。

（4）在初期，患儿对自己的暴食行为感到害羞，常是秘密进行。

（5）情绪烦躁，人际关系不良。暴食虽然可暂缓烦躁情绪，随后不久患儿便因对自己不满而情绪低落。

（6）控制体重的方法最常见是催吐，也有服用催吐剂致吐。长时间如此之后，患儿一旦想到呕吐便会呕吐，即使仅吃少量食物也能呕出。

（7）有的患者为了保持身材而选择了增加体能消耗，如快速活动、增加体育锻炼等，活动量大大超过正常，且影响生活正常进行。

（8）患者过分重视自己的身体外形，常感到不满意。

（9）可伴有抑郁或焦虑症状，内容多数与体重或身体外形有关。

（10）女孩子的月经周期不规律。

（11）口腔中的胃酸导致牙釉质破坏和腮腺肿大；由于催吐手背肿胀或有瘢痕。

以上这些都是暴食症患儿的表现，一旦任何一点出现周期性，就需要家长特别注意。

15. 怎样通过营养改善孩子的暴食

应关注孩子的心理状态，疏导其抑郁的情绪，帮助其树立正确的健康观和价值观，引导孩子增强自控力。饮食上需注意下列几点：

（1）父母应该合理安排孩子每天吃饭的时间、次数和食量，定时、定量进餐，每餐包括一定量的碳水化合物类食物，例如水果、谷类、面包、糕点等。

（2）进餐时，创造良好轻松的进餐氛围，放慢进餐速度，采用较小的容器盛放食物以控制进食量。

（3）食物要荤素搭配、粗细搭配。应让孩子多吃新鲜的蔬菜、水果，尤其是含粗纤维较多的蔬菜如萝卜、白菜、芹菜等，可促进胃肠蠕动，有效避免便秘的发生。

（4）用蔬菜汤类、鲜榨果蔬汁等代替甜饮料。如能自己进食整个水果，则不鼓励喝果汁。

（5）避免吃油腻、辛辣刺激性、过硬的食物，少吃炸鸡、薯条等油炸的食品。

16. 我的孩子存在骨质疏松吗

骨质疏松可使骨骼变得脆弱，是一种多因素导致的代谢性骨病。儿童骨质疏松分为原发性和继发性，原发性儿童骨质疏松很少见，比如成骨不全、纤维性结构不良等，是遗传性疾病，确切机制尚不清楚，往往发病较早，并且伴有生长发育迟滞和骨骼畸形；继发性儿童骨质疏松则多是继发于某些疾病或治疗，而且由于儿童处于生长发育中，早期可能没有明显特异的表现，容易被忽视。

儿童有症状的骨质疏松主要表现为反复出现的低创伤性骨折，或者中到重度的后背痛。如果您的孩子在 10 岁以前有两处以上的长骨（上臂骨、前臂骨、大腿骨或小腿骨）骨折，或者 19 岁以前有超过一次的腰椎骨折，那么要警惕骨质疏松症。而很多孩子往往都是无症状的骨质疏松，这类情况就需要通过定期监测才能及时发现了。对于曾经反复发生骨折的孩子，应当及时就医，完善相关检查。

17. 骨质健康与营养的关系是什么

一般来说，影响青少年骨质健康的影响因素包括遗传、环境、种族、年龄、性别、饮食等多方面。单从饮食方面来讲，钙和维生素 D 的摄入对骨质健康影响较大。

（1）钙的摄入：人体摄入的钙 99% 要到骨骼和牙齿中去，骨骼中的钙既是构成人体的支架，又是体内钙的储存库，钙的吸收和利用程度关系到骨质的含量。据计算，青少年身高每增加 1 厘米，就要增加大约 20 克储存钙。因此，缺钙可以直接影响骨骼的发育。人体骨骼的成熟是一个动态过程，最早开始于胎儿时期，大约在 30~35 岁达到最高骨质发育。9~18 岁是达到最高骨质的关键时期，钙需求比少年和成年期多，骨矿物质含量以每年约 8.5% 的速率增加，称之为骨骼快速成形的青春突发生长期，此期保证充足的钙和运动非常重要。

（2）维生素 D 的摄入：维生素 D 能够促进胃肠道钙、磷的吸收，增加全身各部位的骨密度，同时稳定血清中钙磷水平。它被称为"阳光维生素"，主要是皮肤内维生素 D 原经紫外线照射而产生,食物中来源较少。

此外,蛋白质、铁、锌、碘等都与孩子的骨骼健康有关。

18. 怎样通过营养改善孩子的骨质健康

主要从两方面进行改善:饮食和运动。

(1) 饮食:首先应该注意摄入含钙丰富的食物,动物性食物中包括各类奶制品、海鲜、肉类、虾皮等,植物性食物中包括黄豆、油菜、芹菜、榛子及核桃等,每天 300 克以上的奶类对保证充足的钙尤为重要。高盐饮食会促进尿钙的排泄,所以饮食宜清淡。

(2) 维生素 D:主要靠阳光照射后皮肤合成,食物来源有限,以海鱼、动物肝脏、牛奶、蛋黄、奶油和奶酪等含量较多,还可通过一些强化食品获得,如维生素 D 强化的牛奶、豆浆、面粉等。

除此之外,健康的饮食习惯也很重要。吸烟、喝酒、过多喝咖啡等不良的饮食生活习惯会减少钙的吸收,增加钙的流失。

(3) 户外运动:青少年的骨质健康,离不开户外运动。大量的户外运动一方面可以让青少年接受更长时间的光照,促进体内维生素 D 的合成,继而提高钙的吸收,增加骨矿量,增强骨质;另一方面体育运动可以增加骨骼在运动时的应力变化,使其更能适应肌肉的拉力和压力变化,增强骨骼抵抗折断、弯曲、压缩、拉长和扭转方面的机械性能。

小贴士:

1. 我国 6~17 岁儿童青少年每日钙适宜摄入量为 800~1 200 毫克,每日维生素 D 推荐摄入量为 10 微克。

2. 奶是膳食钙的最佳来源,晒太阳是获得维生素 D 的最好途径。

3. 如需使用钙补充剂,要遵循几个原则:少量多次,人体单次可吸收钙的含量有限;不要与富含草酸、植酸等的植物性食物同时食用;钙补充剂往往会与其他补充剂(如铁补充剂)产生竞争抑制,所以多种补剂应分开使用。

19. 我的孩子存在食物过敏或食物不耐受吗

食物过敏与食物不耐受都是身体对食物中的某些成分产生了变态反应，但又有所不同。就人群角度来看，食物过敏发生在大约 1.5% 的人当中，而食物不耐受影响更为广泛，约 50% 的人可能存在食物不耐受。两者的区别可见表 25。

表 25　食物不耐受与食物过敏的区别

项目	食物不耐受	食物过敏
发病率	50%（人群）	1.5%（人群）
发作特点	延迟性	速发性
作用机制	IgG 介导	IgE 介导
发病时间	一般在进食不耐受食物 2~24 小时后出现反应	进食敏感食物后 2 小时内发病
发病人群	各年龄段	儿童为主，成人相对少见
常见症状	可遍及全身各系统，如腹胀、腹泻、腹痛、湿疹、荨麻疹、偏头痛及哮喘等，或者出现高血压、糖尿病、感染或免疫系统疾病。其中肠易激综合征、皮肤病、偏头痛、关节炎与食物不耐受最为密切	可从轻度到重度不等，主要表现为荨麻疹、湿疹、呕吐、腹泻等典型过敏症状，重者可发生"全身性过敏反应"，出现喉部肿胀、喘鸣或呼吸困难、晕倒甚至死亡
发病组织	人体各个组织器官都可受累	主要影响皮肤、呼吸道和消化系统
诊断难易	起病隐匿，涉及食物较多，患者难以自我发现不耐受食物	发病迅速，涉及食物较少，患者容易自我发现敏感食物
敏感食物	常为喜食食物	多为不常吃的食物
临床检验	IgE 常为阴性，IgG 为阳性	IgE 检测及皮肤实验阳性
治疗措施	去除不耐受食物	免疫及对症治疗
预后	去除不耐受食物后 6 个月，症状多能消失	多为长期过敏

引起食物不耐受的原因有外因和内因两个方面。外因如环境污染、农药化肥和食品添加剂的过度使用，内因有饮食结构不合理（如频繁大量地食用同一种或某几种食物）、不良饮食习惯（如进食速度快、咀嚼不充分）、滥用激素类药物、精神压力过大等。食物过敏则是由遗传和体质引起。

20. 有哪些可能引起过敏或者不耐受的食物

人们最常对以下食物过敏或不耐受：

(1) 乳以及含乳食品：包括液体乳（巴氏杀菌乳、灭菌乳、调制乳、发酵乳等）、奶粉类（全脂乳粉、脱脂乳粉、全脂加糖乳粉、调味乳粉、婴幼儿乳粉和其他配方乳粉）、炼乳类（全脂淡炼乳、全脂加糖炼乳、调味／调制炼乳、配方炼乳）、乳脂类（包括打蛋糕用的稀奶油、常见的配面包吃的奶油）、干酪类、含乳冰激凌以及其他乳制品（包括干酪素、乳糖、奶片等）。

(2) 蛋类：包括鸡蛋、鸭蛋、鹅蛋或其他禽蛋，以及以此为原料加工而制成的蛋制品，如再制蛋（皮蛋、咸蛋、糟蛋、松花蛋等）、干蛋（巴氏杀菌鸡全蛋粉、鸡蛋黄粉、鸡蛋白片等）、冰蛋（巴氏杀菌冻鸡全蛋、冻鸡蛋黄、冰鸡蛋白）、其他蛋制品（蛋黄酱、沙拉酱等）。

(3) 小麦粉及其制品：包括小麦粉、挂面、面包、食用淀粉、粉条、糕点、月饼、膨化食品、饼干、方便面、馒头、元宵、速冻水饺、速冻汤圆、速冻面米食品。

(4) 豆类：包括非发酵的整豆（如毛豆、青豆、干豆等）、豆芽、豆浆、水豆腐、干豆腐（如豆腐干、豆腐衣等）、油豆腐、冻豆腐等，以及发酵的豆豉、豆酱、酸豆奶、腐乳等。

(5) 花生仁及含有花生的各类加工食品，如花生酱、花生糖、花生酥等。

(6) 木本坚果，如杏仁或腰果。

(7) 鱼肉。

(8) 虾和贝类（如牡蛎）。

总的来说，过敏或不耐受食物与其抗原成分有关，往往为蛋白质成分，因此需要仔细甄别食物成分，尤其是精加工食品、包装食品，需要在食用或购买前认真阅读其食品标签，了解有无致敏成分或不耐受成分。

21. 怎样通过营养减轻孩子的食物过敏或不耐受

虽然食物过敏和食物不耐受不同，但在饮食处理方式上有一致的地方。

您可根据病史、过敏原或不耐受检测结果，将食物分为禁食、轮替食用、少食和安全食用几类，进行饮食调整，针对自家儿童制定出合理的食谱，确保正常的生长发育尽可能少受影响。

首先将已检测出的过敏食物或不耐受食物从食谱中剔除,若不耐受种类少,可直接禁食。比如,对牛奶不耐受,那么所有含奶食品像冰激凌、奶油类食品等都不能吃。如种类多则将中、高度敏感食物或含有该成分的食品列为禁食,低敏感食物列为轮替,以使机体摆脱长期刺激,免疫系统逐渐恢复平衡状态。

　　轮替食物的食用频率需间隔 5 天以上,待数月后症状明显改善,该种食物可再次引入食谱。在症状明显改善或完全消失 6 个月后,可考虑按过敏性从低到高重新纳入禁食食物,观察孩子的反应并作记录,若再次出现不适,则该食物或含该成分的食品必须禁食。如有多种禁食食物,一次只能纳入一种,两种禁食食物重新纳入需间隔 1 周。

　　在重新纳入日常食物时,尽量恢复营养价值高但不耐受程度低的食物,以及恢复其最简单的形式。比如对牛奶和巧克力不耐受,恢复进食时,尝试喝牛奶,而不是巧克力牛奶。

22. 我的孩子患了糖尿病吗

　　如果您发现近期孩子喝水比以前增多、小便增多、体重下降,一定要警惕孩子是否患了糖尿病,这时就要带孩子到医院去进一步确诊。儿童糖尿病典型的临床表现为多饮、多尿、多食和消瘦,可见于各个年龄阶段,无性别差异。

　　临床上,具有以下 3 项之一即可诊断糖尿病:

　　(1)一次以上空腹血浆葡萄糖≥7 毫摩尔 / 升;

　　(2)有高血糖典型症状的患者,随机静脉血浆葡萄糖≥11.1 毫摩尔 / 升;

　　(3)在口服糖耐量试验(OGTT)中,测得血浆葡萄糖≥11.1 毫摩尔 / 升。

　　儿童糖尿病患者通常有典型的临床症状,且血浆葡萄糖浓度远远超出11.1 毫摩尔 / 升的标准,因此,诊断时很少需要进行 OGTT。还有一个常用的监测指标是糖化血红蛋白,它可以提示最近 2~3 个月血糖的控制水平,目前在我国还没有将其纳入诊断标准。

　　儿童糖尿病患者大部分为 1 型糖尿病,发病有两个高峰年龄:4~6 岁和10~14 岁。1 型糖尿病的孩子极易出现糖尿病酮症酸中毒,出现恶心、呕吐,甚至神志改变,如嗜睡、昏迷等,家长一定要高度警惕,及时带孩子就医。事实上,很多孩子是因这一并发症就医才发现糖尿病。

患 2 型糖尿病的孩子大部分会伴有肥胖，有较强的家族遗传倾向，多数在青春期发病，通常有胰岛素抵抗相关的临床特征，如黑棘皮病、高血压、血脂异常、多囊卵巢综合征等。

23. 有哪些营养因素与糖尿病有关

（1）过多的能量：通过饮食摄入的能量超过身体所需，如果没有及时合理的运动消耗，多余的能量就会储存在体内。这种储存主要以脂肪的形式存在，使得身体的脂肪细胞数量增多、体积增加，造成体型肥胖。而肥胖会降低胰岛素的敏感性，也就是常说的胰岛素抵抗，初期胰岛素数量足但降血糖功能减弱，后期胰岛素绝对量也不足，加重患糖尿病的风险。

（2）过多脂肪的摄入：脂肪的供能效率很高，每 1 克脂肪提供 9 千卡（1 千卡 =4.184 千焦）的热量，脂肪过多造成能量摄入过多，带来的危害与第一条相同。与此同时，由于糖的利用出现障碍，脂肪被用来氧化供能，但是在这个过程中会产生酮体，累积过多还会造成酸中毒。

（3）简单糖的影响：碳水化合物可以分为单糖（主要为葡萄糖和果糖）、双糖（如蔗糖、麦芽糖、乳糖）和多糖（如淀粉、糖原、膳食纤维等），单糖和双糖都很容易被吸收，可称为简单糖，往往被用于制作零食、饮料和糕点。这类糖摄入总量过多，或单次大量摄入会导致血中的葡萄糖快速升高，直接刺激胰岛素大量分泌来调节血糖，加重胰岛细胞的分泌负担，增加患糖尿病的风险。

24. 怎样通过营养改善孩子的糖尿病

现在网上流行的极低碳水化合物膳食，这或许可以改善血糖控制；然而，这类膳食在儿童和青少年中不提倡，它可能影响孩子的体格生长和发育。

糖尿病患儿在饮食中，应注意以下几点：

（1）保证适宜的能量：这是糖尿病饮食的总体原则。需在医生指导下，确定每天总能量，过于严格的能量控制会限制儿童正常的生长发育。营养师通常会运用食物交换份法指导孩子饮食，这种方法一般将食物分为三大组：碳水化合物组、蛋白质组及脂肪组，营养师会根据孩子的具体情况指导孩子的三餐及加餐的分配，也需要家长灵活掌握。

（2）选择复杂的碳水化合物：多糖相对于单糖及双糖来说，消化时间较长，不会引起血糖快速上升，主要存在于谷类、薯类、根茎类蔬菜和豆类等。多糖中广为人知的膳食纤维可以延缓碳水化合物的消化吸收、增加饱腹感，广泛存在于蔬菜、水果、豆类、薯类、全谷类食物中，糖尿病患儿要多吃一些粗加工的食物，尽量不要选精细加工的食物。稀粥类食物由于淀粉糊化程度高，进入体内后可快速吸收，造成血糖快速升高，不宜多吃。

（3）尽量减少反式脂肪酸的摄入，尤其是来源于加工食品的反式脂肪酸，如人造奶油、薯片、薯条、沙拉酱、饼干、蛋糕、巧克力派等。适当选择一些富含不饱和脂肪酸的食物，如坚果、鱼类、禽类等。

（4）选择优质蛋白质：包括鱼肉、瘦肉、禽肉、蛋类、奶制品等动物蛋白，以及黄豆、黑豆等植物蛋白。

（5）合理选择甜味剂：市场上销售的无糖食品指的是将食物中的蔗糖以甜味剂替代，甜味剂分为营养性甜味剂（可产生能量）及非营养性甜味剂（无能量）两大类。营养性甜味剂主要有山梨醇、木糖醇，它们的热量比蔗糖低。非营养性甜味剂有甜菊糖、糖精、阿斯巴甜、甜蜜素等，其中甜菊糖是一种可替代蔗糖的非营养性天然甜味剂。在给糖尿病儿童选择无糖食品时，要注意看配料表中添加的甜味剂到底是哪种，会不会对血糖造成影响。

此外，1型糖尿病患儿的胰岛功能较差，极容易出现低血糖与高血糖，因此要求孩子尽可能定时定量进食，才能更好地与胰岛素强化治疗吻合，还应教会孩子出现低血糖时进食糖、巧克力、甜饮料等方法自救。2型糖尿病的孩子大多伴有肥胖，因此需要控制体重。青少年不主张饮酒，特殊场合下，也不能空腹饮酒，防止低血糖的发生。

25. 我的孩子有血脂异常吗

血浆内所含的脂类称为血脂，包括胆固醇、甘油三酯、磷脂和游离脂肪酸等数种。本书中血脂异常主要指高脂血症，是指血浆中脂质浓度超过正常范围，包括总胆固醇（TC）、低密度脂蛋白胆固醇（LDL-C）、非高密度脂蛋白胆固醇（non HDL-C）、甘油三酯（TG）升高，高密度脂蛋白胆固醇（HDL-C）降低。孩子大多无明显临床症状，一般来说，2~10岁的孩子，如果有高脂血症的家族史，或者孩子伴有超重、肥胖，可以检测血脂水平。如果孩子≥10岁，确诊糖尿病时应同时检测血脂的水平。

儿童血脂异常还缺乏统一的诊断标准。参考《儿童青少年血脂异常防治专家共识》,2岁以上儿童满足下列条件之一:TC≥5.18毫摩尔／升、LDL-C≥3.37毫摩尔／升、TG≥1.7毫摩尔／升、HDL-C≤1.04毫摩尔／升时,需引起重视。

26. 有哪些营养因素与血脂异常有关

(1) 肥胖是血脂异常的重要原因,控制体重可改善血脂异常。

(2) 脂肪的类型:食物里的脂肪酸分为饱和脂肪酸和不饱和脂肪酸,后者又分为单不饱和脂肪酸与多不饱和脂肪酸。过多摄入饱和脂肪酸可升高血胆固醇,而单不饱和脂肪酸和多不饱和脂肪酸则具有降血脂的作用。

此处还不得不提到反式脂肪酸,它通常是在植物油氢化或部分氢化处理过程中产生的,广泛存在于油炸食品、糕点、奶茶、膨化食品等小零食中,可增加罹患心血管疾病的风险。

(3) 碳水化合物:简单的碳水化合物,如麦芽糖、蔗糖、葡萄糖摄入量过多会使血脂增加,故应少吃甜糕点、含糖饮料、精加工的细粮等。而粗加工的谷类和豆类、新鲜蔬菜、水果中所含的膳食纤维,属于复杂的碳水化合物,有助于延缓胃排空、保持结肠黏膜细胞的完整性、维持肠道内环境稳定,具有轻度降血脂作用。

(4) 孩子不健康的生活习惯会影响血脂的代谢,除了上述所说大量进食含糖食品或饮料、动物脂肪摄入过多之外,还有暴饮暴食、大量饮酒、运动过少、吸烟等。

27. 怎样通过营养改善孩子的血脂异常

如果孩子存在血脂异常,在进行药物干预前,一般先进行生活方式的调整,主要包括饮食干预和增加运动等。

(1) 如果以LDL-C升高为主,需要限制高脂肪食品,选择胆固醇含量低的食品,如蔬菜、豆制品、瘦肉等,尤其是多吃富含膳食纤维的蔬菜,可以减少肠内胆固醇的吸收。某些可溶性膳食纤维(果胶、小麦糊精和燕麦产品)可降低LDL-C。

(2) 如果以TG升高为主,要减少精加工食物的摄入和甜食的摄入。糖可在肝脏中转化为内源性甘油三酯,使血浆中甘油三酯的浓度增高。

(3) 饮食中要注意脂肪酸的平衡。减少食用动物油脂(如猪油、牛油、肥肉、动物皮等),增加鱼、贝类食物比例以增加多不饱和脂肪酸的摄入,烹调用油建议选用橄榄油、山茶油等富含油酸(单不饱和脂肪酸的代表)的油类。此外,还要注意减少反式脂肪酸的摄入,它常常隐身于起酥油、植脂末、精炼植物油、植物黄油、人造奶油、奶精、代可可脂中,在食物配料表和营养标签中可以留意它的身影或含量。

(4) 坚果类食物有一定的降血脂作用,如核桃、扁桃仁、开心果等,但总量要控制,一般一天不超过一小把。

(5) 增加运动量,一般孩子每天要有 1 小时以上中高强度运动。

(6) 减轻体重也会改善血脂异常。

29. 我的孩子有高尿酸血症吗

随着生活水平的提高、运动时间的减少,越来越多的儿童出现了肥胖、高血压、高血糖、高血脂等问题,与之相伴的还有大家不太熟悉的高尿酸血症。那如何知道您的孩子是否有高尿酸血症呢?

儿童期的血尿酸水平约为 3~4 毫克 / 分升(178~237 微摩尔 / 升),青春期前的男孩和女孩血清尿酸水平接近成人,如果在不同的 2 天空腹采血进行检测,男孩血尿酸大于 7 毫克 / 分升(416 微摩尔 / 升),女孩大于 5.7 毫克 / 分升(339 微摩尔 / 升),就可以考虑为高尿酸血症。

在血尿酸刚开始升高的时候,孩子可能感觉不到任何不适,但随着时间推移或是急性的尿酸升高,就会出现痛风发作,表现为夜晚突然出现的关节疼痛、红肿、皮肤发烫,甚至全身发热,最常受累的关节是大脚趾,还可以出现在膝盖、手部关节、肘部等地方。高尿酸血症还可能带来尿路结石、肾功能异常、高血压、冠心病等并发症。

不健康的生活方式是导致高尿酸血症的重要原因,此外,长期使用利尿剂(如速尿)、患有某些血液系统疾病及家族性遗传性疾病,比如白血病、真性红细胞增多症、家族性青少年高尿酸血症性肾病等也可以并发高尿酸血症。

29. 什么是高嘌呤饮食? 与高尿酸血症的关系是什么

高尿酸血症是嘌呤代谢障碍引起的代谢性疾病,孩子体内的嘌呤含量越高,就越有可能会得高尿酸血症。

身体内的嘌呤一部分是身体自己产生的,不受自我控制;另一部分是从食物中吃进来的,是可以自我控制的。如果我们吃的食物中每 100 克中含嘌呤 150~1 000 毫克,称为高嘌呤饮食,主要包括以下几种:

(1) 豆类及某些蔬菜:黄豆、扁豆、紫菜、香菇等。

(2) 肉类:家禽家畜的肝、肠、心、肚与胃、肾、肺、脑、胰等内脏,肉脯、浓肉汁、肉馅等。

(3) 水产类:鱼类(鱼皮、鱼卵、鱼干以及沙丁鱼、凤尾鱼等海鱼)、贝壳类、虾类。

(4) 其他:酵母粉、各种酒类,尤其是啤酒。

30. 怎样通过营养改善孩子的高尿酸血症

如果您孩子的尿酸开始升高了,最基本也最重要的治疗就是改善生活方式。通过医学营养治疗,减少饮食中嘌呤的含量,降低血尿酸水平,减少痛风的发生风险,避免出现并发症,促进并维持身体适宜的营养状态。

首先要建立良好的饮食习惯,进食要定时定量或少食多餐,不要暴饮暴食或一餐中进食大量肉类。

日常生活中低嘌呤食物可以放心食用,中等嘌呤食物应限量食用(表 26),而高嘌呤食物应禁用。大部分蔬菜和水果属于低嘌呤食物,但菜花、菠菜、芦笋、香菇、豆苗、扁豆等含嘌呤比较高,不要多吃。

推荐奶类和蛋类作为优质蛋白质的主要来源,可适量食用脱脂或低脂乳类及其制品,鸡蛋每天 1 个。海产品及肉类食物煮后弃汤可减少嘌呤量,可适当食用,但不要喝汤。

每日足量饮水,至少 2 000 毫升以上。尽量不喝饮料,包括含酒精的饮料。含较多果糖和蔗糖的食品如蜂蜜、糕点、果葡糖浆、玉米糖浆、用糖制作的小零食也尽量少吃。

超重或肥胖的孩子应通过饮食和运动缓慢减重,达到并维持适宜体重。

表 26　常见的中等嘌呤食物和低嘌呤食物

常见的中等嘌呤食物(每 100 克食物含嘌呤 25~150 毫克)
(1) 豆类及其制品:豆制品(豆腐、豆腐干、乳豆腐、豆奶、豆浆)、干豆类(绿豆、红豆、黑豆、蚕豆)、豆苗、黄豆芽。
(2) 肉类:家禽家畜肉。
(3) 水产类:草鱼、鲤鱼、鳕鱼、比目鱼、鲈鱼、螃蟹、鳗鱼、鳝鱼、香螺、鲍鱼、鱼丸、鱼翅。
(4) 蔬菜类:菠菜、笋(冬笋、芦笋、笋干)、豆类(四季豆、青豆、菜豆、豇豆、豌豆)、海带、金针、银耳、蘑菇、菜花。
(5) 油脂类及其他:花生、腰果、芝麻、栗子、莲子
常见的低嘌呤食物(每 100 克食物中含嘌呤小于 25 毫克)
(1)主食类:米、麦、面类制品、高粱、通心粉、马铃薯、甘薯、山芋等。
(2) 奶类:牛奶、乳酪等。
(3) 动物性食物:蛋类以及猪血、鸡鸭血等。
(4) 大部分蔬菜、水果。
(5) 油脂类及其他:瓜子、植物油、黄油、奶油、核桃、榛子。但因能量较高,不能多吃

31. 我的孩子有高血压吗

如果孩子长期诉说乏力、头晕、头痛等不适,您应测量一下孩子的血压。原发性高血压早期多无症状,一般在体检时发现血压升高,初期血压仅暂时性升高,多在紧张或过度劳累时发生,休息后恢复正常,随病情进一步发展,血压持续性升高,可有头晕、头痛、耳鸣、视物不清、心慌、恶心、呕吐、乏力及失眠等不适,严重者可出现胸闷、气短、心绞痛、多尿、鼻出血等。

孩子的血压跟年龄、性别、身高有关,当收缩压和／或舒张压≥同性别、同年龄、同身高百分位人群血压值第 95 百分位时,提示血压升高,具体的值您可参考《7~18 岁儿童青少年血压偏高筛查界值》。若孩子血压升高,必要时请去医院就诊。

如果孩子有向心性肥胖、满月脸、水牛背、皮肤出现紫纹、多毛、肌无力、周期性瘫痪、烦渴、血尿、蛋白尿及一过性心慌、头痛、出汗、面色苍白等症状,那就应该高度重视是否有继发性高血压,这类高血压是由其他一些少见疾病引起的,通过治疗原发疾病可治愈继发性高血压。

32. 儿童 / 青少年高血压的危害有哪些

儿童 / 青少年高血压以原发性高血压为主，多表现为轻、中度血压升高，多是由肥胖引起的。儿童期高血压更长期的影响在于，近一半患儿可发展为成人高血压，这时候高血压就会伴随一生了，生活质量将大打折扣。长时间的血压升高，首先会引起心脏的变形。心脏可以想象成是由 4 个屋子组成的，这 4 个屋子通过门连在一起，血压高可以使这些门变形、关不严，导致心功能受损。高血压另一个主要的危害是对全身血管的损害，造成血管的硬化、狭窄、甚至闭塞，引起大脑、肾脏、眼底等重要脏器病变。

33. 有哪些营养因素与高血压有关

膳食不合理、运动不足、压力过大、吸烟、饮酒等不健康的生活方式是导致高血压的重要因素，这儿我们主要说说膳食因素。

高盐饮食是引起儿童高血压的重要原因，盐中含有大量的钠离子，是造成高血压的罪魁祸首。有研究表明，高盐膳食从 4 岁起就可能升高儿童的血压，减少孩子每天的食盐摄入量

小贴士：

　　肥胖本身就是一种疾病，书中提及的高血压、高血糖、高血脂、高尿酸血症等疾病都与肥胖关系密切。所以，保持适宜的体重非常重要。

就能降低他们日后患高血压、脑卒中和心脏病的风险。所以建议您从小培养孩子清淡的口味，婴儿期不加盐，学龄期孩子每天摄入不超过 5 克盐。

此外，高血压与肥胖密切相关，那么容易导致肥胖的饮食习惯，比如过多摄入高脂肪、高糖分食品、不吃蔬菜等也就与高血压息息相关了。

34. 怎样通过营养改善孩子的高血压

饮食中减盐并增加新鲜水果、蔬菜、低脂乳制品的摄入量，既可以为生长中的孩子提供充足的维生素、矿物质、蛋白质，同时也有助于改善儿童和青少年高血压。DASH 饮食本意是为了预防高血压而设计的饮食模式，它建议人们每天吃足量的蔬菜、水果和全谷物，适量的脱脂或低脂奶制品、瘦肉、鱼类和

坚果,限制盐、甜品、含糖饮料和红肉的摄入。

控制高血压的另一重要方面就是控制孩子的体重,您可以参考第一章第12问。

35. 我的孩子是身材矮小吗

孩子的身高受遗传和环境的影响,如果您发现自己的孩子是班级里同性别孩子中最矮的,或每年长高小于5厘米时,就需要多多关注了。身材矮小是指在相似的生长环境下,儿童身高低于同实足年龄同性别(最好也为同种族)儿童平均身高2个标准差或以上,您可以参考第一章第8问来评估孩子的身高状况。

当您怀疑孩子身材矮小时,需要仔细测量身高,或者连续测定身高并绘制在相应的生长曲线图上来评估身高增长速度,并到医院就诊,通过全面的病史询问和体格检查、实验室检查来评估引起生长障碍的原因,遵医嘱采取相应治疗措施。是否需要生长激素治疗要经过严密的医学检查和诊断,并综合父母预期、治疗成本和收益来决定,是一个谨慎的过程。

合理的营养可使生长潜力充分发挥,详见第一章第10问。

此外,还应该关注孩子的心理健康,帮助孩子建立自信。您要善于发现并指出孩子的强项,加以鼓励,不要太过关注其身高。身材矮小对儿童来说通常并不是问题,不会让他们远离正常、快乐的生活。

36. 流感来袭,我该怎么安排孩子的饮食

流感是一种由甲型或乙型流感病毒引起的急性呼吸系统疾病,在世界范围内每年都有暴发,主要发生在温带气候地区的冬季。在健康儿童中,流感通常是一种急性、自限性的疾病,往往没有并发症,但对于5岁以下的儿童,尤其是2岁以下的幼儿,以及患有哮喘或其他慢性肺病、心脏病、糖尿病、血液病等基础疾病的儿童来说,流感有可能导致严重的并发症甚至死亡。

一旦孩子患了流感,除了及时诊断、注意休息、应用适宜的药物治疗之外,合理营养、增强机体抵抗力也是促进康复的重要方法。您可以试试以下方法:

(1)少食多餐。流感期间,孩子往往食欲较差,而且消化吸收能力欠佳,因

此每次可以少吃点,每日可吃到 4~6 餐,或者根据每餐进食量再行调整。

（2）食物以容易消化的流质食物为主,比如粥、蛋汤、蛋羹、龙须面、面片汤等。

（3）保证优质蛋白质的摄入,蛋清、蛋羹、低脂酸奶、嫩豆腐、去皮鸡肉或鱼、肉松等都可以选择。

（4）饮食宜清淡,避免油腻。可以采用蒸、煮、汆、炖、涮、拌等烹调方式,而不用煎、炸的方式。

（5）适当多吃一些富含维生素 C、维生素 A 的食物,如新鲜的蔬菜、水果。如果进食有困难,可以用现做的果汁来部分替代,这样既能够保证水分的摄入,也能刺激胃酸分泌、促进食欲,但是应当注意孩子是否有消化不良的情况,避免带来更多不适。

（6）如果由于食欲不佳造成进食量少,还可以尽量提高食物的营养素密度以增加进食效率,比如吃鸡肉粥、鱼片粥、肉松粥,会比白粥提供更多的蛋白质。

37. 孩子发热了,该怎么吃

发烧,医学上称之为发热,指体温异常升高至 37~37.3 摄氏度以上。其原因复杂各异,有将近一半的发热原因为感染性疾病,但是自身免疫性疾病、肿瘤或者血液病也可以出现发热的症状。

发热期间的饮食原则与流感类似,但是应格外注意补充水分。发热时通过皮肤和呼吸道会丧失较多的水分,饮食可以流质食物为主,或额外增加饮水量,要求每千克体重达到 50 毫升以上。另外,如果发热是由于过敏所致,还需要避免已知的过敏食物或可疑的过敏原,尤其是含有蛋白成分的食物如奶制品、蛋清、大豆制品等。刺激性食物或调料(如胡椒、辣椒、咖喱等)也应尽少应用,以免刺激免疫反应加重。

38. 孩子腹泻了,该怎么吃

腹泻的原因相当复杂,饮食不洁、饮食过多、儿童消化能力较弱、感染等都可引起。在腹泻期间,饮食应以清淡为主,保证优质蛋白食物的摄入,同时补充足够水分,避免出现脱水或电解质紊乱。适当减少下列食物:

（1）含不溶性膳食纤维较多的食物，比如含麸皮的粗粮、叶类蔬菜的茎杆等。

（2）牛奶，易加重乳糖不耐受，致使腹胀、腹泻更加严重。

（3）油腻、坚硬、生冷的食物，如肥肉、肉汤、糕点、坚果、生冷瓜果、冷饮等。

可以进食大米粥、藕粉、烂面片、龙须面等以碳水化合物为主的流食，如果腹泻有缓解，再增加蛋清、蛋羹、低脂酸奶、面条、发面馒头、鸡肉泥、瘦肉泥、肉松等食物。如果腹泻严重、脱水明显，短期内也可以暂时禁食，静脉补液，纠正水电解质失衡，待情况稳定后再逐步恢复进食。

七、附录

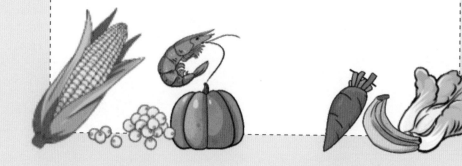

附录 1　农村学生食谱举例

农村学生食谱举例

星期	餐次	食谱	各年龄学生食物量/克*			
			6~8岁	9~11岁	12~14岁	15~17岁
一	早餐	葱油花卷	面粉80、小葱5	面粉100、小葱7	面粉120、小葱8	面粉130、小葱10
		煮鸡蛋	鸡蛋50	鸡蛋50	鸡蛋60	鸡蛋60
		凉拌海带丝	海带(浸)20	海带(浸)30	海带(浸)40	海带(浸)40
		牛奶	牛奶200	牛奶200	牛奶200	牛奶200
	加餐	苹果	苹果200	苹果250	苹果300	苹果300
	午餐	二米饭	大米70、小米20	大米90、小米30	大米100、小米50	大米100、小米50
		青椒炒肉	猪肉(瘦)40、青椒90、土豆30	猪肉(瘦)50、青椒110、土豆30	猪肉(瘦)60、青椒120、土豆40	猪肉(瘦)70、青椒150、土豆50
		桃仁菠菜	菠菜100、核桃10	菠菜100、核桃10	菠菜110、核桃15	菠菜120、核桃15
		绿豆汤	绿豆5	绿豆5	绿豆5	绿豆5
	加餐	酸奶	酸奶125	酸奶125	酸奶125	酸奶125
	晚餐	玉米饭	大米60、玉米20	大米70、玉米30	大米80、玉米40	大米80、玉米40
		腐竹炒芹菜	腐竹30、芹菜90	腐竹35、芹菜110	腐竹40、芹菜120	腐竹50、芹菜120
		萝卜丝鲫鱼汤	白萝卜60、鲫鱼40	白萝卜70、鲫鱼50	白萝卜70、鲫鱼60	白萝卜80、鲫鱼60

续表

农村学生食谱举例

星期	餐次	食谱	各年龄学生食物量/克*			
			6~8岁	9~11岁	12~14岁	15~17岁
二	早餐	馅饼	面粉60、红薯粉20、油菜50、猪肉（瘦）20	面粉70、红薯粉30、油菜50、猪肉（瘦）20	面粉80、红薯粉40、油菜50、猪肉（瘦）25	面粉90、红薯粉40、油菜60、猪肉（瘦）25
		鸡蛋羹	鸡蛋50	鸡蛋50	鸡蛋75	鸡蛋75
		牛奶	牛奶200	牛奶200	牛奶200	牛奶200
	加餐	香蕉	香蕉200	香蕉250	香蕉300	香蕉350
	午餐	红豆饭	大米70、红豆20	大米90、红豆30	大米100、红豆50	大米100、红豆50
		炖牛肉	牛肉40、土豆20、胡萝卜30	牛肉60、土豆30、胡萝卜40	牛肉65、土豆40、胡萝卜50	牛肉75、土豆50、胡萝卜70
		香菇冬瓜	冬瓜100、香菇20	冬瓜100、香菇30	冬瓜120、香菇40	冬瓜130、香菇40
		白菜汤	白菜20	白菜20	白菜20	白菜20
	加餐	酸奶	酸奶125	酸奶125	酸奶125	酸奶125
	晚餐	豆面馒头	面粉60、黄豆粉20	面粉70、黄豆粉30	面粉80、黄豆粉40	面粉80、黄豆粉40
		烩红白豆腐	鸭血10、豆腐90、洋葱20	鸭血10、豆腐90、洋葱20	鸭血20、豆腐100、洋葱30	鸭血30、豆腐100、洋葱40
		素炒芥蓝	芥蓝100	芥蓝100	芥蓝120	芥蓝130
		紫菜鸡蛋汤	紫菜（干）1、鸡蛋5	紫菜（干）1、鸡蛋5	紫菜（干）1、鸡蛋5	紫菜（干）1、鸡蛋5

续表

农村学生食谱举例

星期	餐次	食谱	各年龄学生食物量/克*			
			6~8岁	9~11岁	12~14岁	15~17岁
三	早餐	烧饼	面粉80、芝麻1	面粉100、芝麻1	面粉120、芝麻2	面粉120、芝麻2
		煮荷包蛋	鸡蛋50	鸡蛋50	鸡蛋60	鸡蛋60
		坚果	瓜子5、杏仁5	瓜子5、杏仁5	瓜子10、杏仁10	瓜子10、杏仁10
		酸奶	酸奶125	酸奶125	酸奶125	酸奶125
	加餐	橘子	橘子200	橘子250	橘子300	橘子300
	午餐	玉米饭	大米70、玉米30	大米90、玉米30	大米100、玉米50	大米100、玉米50
		素炒三丁	胡萝卜50、柿子椒50、黄瓜50	胡萝卜60、柿子椒60、黄瓜60	胡萝卜60、柿子椒60、黄瓜60	胡萝卜80、柿子椒60、黄瓜60
		海带炖鸡汤	鸡块70、海带(浸)40	鸡块70、海带(浸)50	鸡块80、海带(浸)60	鸡块100、海带(浸)60
	加餐	牛奶	牛奶200	牛奶200	牛奶200	牛奶200
	晚餐	杂粮包	面粉60、玉米粉20	面粉70、玉米粉30	面粉80、玉米粉40	面粉80、玉米粉40
		番茄菜花	番茄30、菜花80、猪肉(瘦)10	番茄30、菜花90、猪肉(瘦)20	番茄40、菜花100、猪肉(瘦)30	番茄60、菜花120、猪肉(瘦)30
		小白菜豆腐汤	小白菜50、豆腐100	小白菜60、豆腐100	小白菜70、豆腐110	小白菜80、豆腐120

续表

农村学生食谱举例

星期	餐次	食谱	各年龄学生食物量/克*			
			6~8岁	9~11岁	12~14岁	15~17岁
四	早餐	麻酱花卷	面粉80、麻酱3	面粉100、麻酱3	面粉120、麻酱4	面粉130、麻酱4
		小葱炒鸡蛋	鸡蛋50、小葱5	鸡蛋50、小葱5	鸡蛋65、小葱7	鸡蛋65、小葱7
		豆浆	豆浆200	豆浆200	豆浆200	豆浆200
	加餐	梨	梨200	梨250	梨300	梨300
	午餐	大麦饭	大米60、大麦20	大米75、大麦25	大米90、大麦40	大米90、大麦50
		青笋胡萝卜炒虾仁	虾仁70、青笋20、胡萝卜20	虾仁90、青笋30、胡萝卜30	虾仁110、青笋40、胡萝卜40	虾仁120、青笋50、胡萝卜50
		素炒西葫芦	西葫芦150	西葫芦150	西葫芦170	西葫芦170
		疙瘩汤	面粉15、西红柿20、鸡蛋5、菠菜20	面粉15、西红柿20、鸡蛋5、菠菜20	面粉20、西红柿30、鸡蛋10、菠菜30	面粉20、西红柿30、鸡蛋10、菠菜30
	加餐	牛奶	牛奶250	牛奶250	牛奶250	牛奶250
	晚餐	发糕	面粉50、玉米面20	面粉60、玉米面25	面粉70、玉米面30	面粉70、玉米面30
		素炒空心菜	空心菜100	空心菜110	空心菜120	空心菜120
		煮干丝	干丝70、油菜60	干丝70、油菜70	干丝80、油菜80	干丝100、油菜100
		红薯粥	大米15、红薯20	大米15、红薯20	大米20、红薯30	大米20、红薯30

续表

农村学生食谱举例

星期	餐次	食谱	各年龄学生食物量 / 克*			
			6~8 岁	9~11 岁	12~14 岁	15~17 岁
五	早餐	西红柿鸡蛋面	挂面 80、西红柿 30、鸡蛋 50	挂面 100、西红柿 30、鸡蛋 50	挂面 120、西红柿 40、鸡蛋 60	挂面 130、西红柿 50、鸡蛋 60
		酸奶	酸奶 125	酸奶 125	酸奶 125	酸奶 125
	加餐	橙子	橙子 200	橙子 250	橙子 300	橙子 300
	午餐	山药饭	大米 60、小米 20、山药 20	大米 80、小米 30、山药 20	大米 90、小米 40、山药 30	大米 100、小米 40、山药 30
		炒鸡丁	鸡胸脯肉 30、胡萝卜 40、黄瓜 40、花生仁 10	鸡胸脯肉 35、胡萝卜 50、黄瓜 50、花生仁 10	鸡胸脯肉 40、胡萝卜 60、黄瓜 60、花生仁 15	鸡胸脯肉 40、胡萝卜 70、黄瓜 60、花生仁 15
		炒圆白菜	圆白菜 100	圆白菜 110	圆白菜 120	圆白菜 140
		酱猪肝	猪肝 15	猪肝 15	猪肝 20	猪肝 25
		冬瓜汤	冬瓜 20	冬瓜 20	冬瓜 30	冬瓜 30
	加餐	牛奶	牛奶 200	牛奶 200	牛奶 200	牛奶 200
	晚餐	红豆饭	大米 60、红豆 20	大米 70、红豆 20	大米 80、红豆 30	大米 80、红豆 30
		蒸芋头	芋头 20	芋头 30	芋头 40	芋头 50
		肉末黄豆芽	黄豆芽 70、猪肉（瘦）10	黄豆芽 80、猪肉（瘦）15	黄豆芽 80、猪肉（瘦）20	黄豆芽 100、猪肉（瘦）20
		虾皮小油菜	虾皮 2、油菜 100	虾皮 2、油菜 110	虾皮 3、油菜 120	虾皮 3、油菜 140
		鱼汤	黄辣丁 30	黄辣丁 40	黄辣丁 50	黄辣丁 60

* 重量均为可食部生重。每天盐 5 克，食用油 25~30 克。

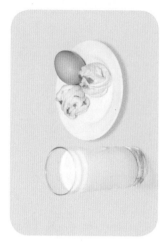

图 36　食谱配图 3

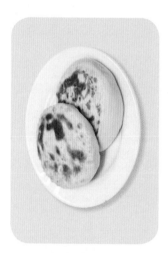

图 35　食谱配图 2

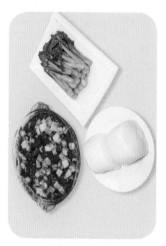

图 34　食谱配图 1

附录 已　城市学生食谱举例

城市学生食谱举例

星期	餐次	食谱	各年龄学生食物量/克*			
			6~8岁	9~11岁	12~14岁	15~17岁
一	早餐	小米红薯粥	小米 20、红薯 20	小米 30、红薯 30	小米 40、红薯 30	小米 50、红薯 40
		花卷	面粉 60	面粉 70	面粉 80	面粉 80
		煮鸡蛋	鸡蛋 50	鸡蛋 50	鸡蛋 60	鸡蛋 60
		拌芹菜腐竹	芹菜 70、腐竹 10、花生仁 10	芹菜 80、腐竹 15、花生仁 10	芹菜 90、腐竹 20、花生仁 15	芹菜 90、腐竹 20、花生仁 15
	加餐	猕猴桃	猕猴桃 200	猕猴桃 250	猕猴桃 300	猕猴桃 350
	午餐	红豆饭	大米 70、红豆 20	大米 90、红豆 30	大米 100、红豆 50	大米 100、红豆 50
		鱼香肉丝	猪肉(瘦)40、胡萝卜 15、柿子椒 15、木耳(水发)15	猪肉(瘦)50、胡萝卜 20、柿子椒 20、木耳(水发)20	猪肉(瘦)60、胡萝卜 25、柿子椒 25、木耳(水发)25	猪肉(瘦)70、胡萝卜 40、柿子椒 30、木耳(水发)30
		烩炒圆白菜	圆白菜 100	圆白菜 110	圆白菜 120	圆白菜 120
		西红柿鸡蛋汤	西红柿 10、鸡蛋 5	西红柿 10、鸡蛋 5	西红柿 20、鸡蛋 10	西红柿 20、鸡蛋 10
	加餐	牛奶	牛奶 200	牛奶 200	牛奶 200	牛奶 200
	晚餐	牛奶发糕	面粉 50、玉米面 20、黄豆面 5、小米面 5、牛奶 50	面粉 60、玉米面 20、黄豆面 10、小米面 10、牛奶 50	面粉 65、玉米面 25、黄豆面 15、小米面 15、牛奶 50	面粉 75、玉米面 25、黄豆面 15、小米面 15、牛奶 50
		酱猪肝	猪肝 30	猪肝 40	猪肝 50	猪肝 50
		番茄菜花	番茄 30、菜花 100	番茄 30、菜花 110	番茄 40、菜花 120	番茄 40、菜花 120
		虾皮紫菜汤	虾皮 2、紫菜(干)1	虾皮 2、紫菜(干)1	虾皮 2、紫菜(干)1	虾皮 2、紫菜(干)1
	加餐	酸奶	酸奶 125	酸奶 125	酸奶 125	酸奶 125

续表

城市学生食谱举例

星期	餐次	食谱	各年龄学生食物量/克*			
			6~8岁	9~11岁	12~14岁	15~17岁
二	早餐	卷饼	面粉60、鸡蛋50、生菜30、土豆30	面粉100、鸡蛋50、生菜30、土豆30	面粉110、鸡蛋60、生菜35、土豆30	面粉110、鸡蛋70、生菜50、土豆40
		牛奶	牛奶200	牛奶200	牛奶200	牛奶200
	加餐	草莓	草莓200	草莓250	草莓300	草莓350
	午餐	杂粮饭	大米70、玉米20	大米90、玉米30	大米100、玉米50	大米100、玉米50
		胡萝卜炖牛肉	牛肉40、香菇20、胡萝卜20	牛肉50、香菇30、胡萝卜30	牛肉60、香菇30、胡萝卜40	牛肉60、香菇50、胡萝卜50
		香菇油菜	油菜90、香菇30	油菜100、香菇30	油菜110、香菇40	油菜130、香菇40
		海带豆腐汤	海带(干)2、豆腐50	海带(干)2、豆腐50	海带(干)2、豆腐50	海带(干)2、豆腐75
	加餐	酸奶	酸奶125	酸奶125	酸奶125	酸奶125
	晚餐	馅饼	面粉80、茴香50、鸡蛋10	面粉100、茴香60、鸡蛋10	面粉120、茴香70、鸡蛋25	面粉120、茴香70、鸡蛋25
		清蒸龙利鱼	龙利鱼40	龙利鱼50	龙利鱼60	龙利鱼75
		烩菠菜粉丝	菠菜100、粉丝(干)5	菠菜110、粉丝(干)5	菠菜120、粉丝(干)6	菠菜150、粉丝(干)6
		西红柿鸡蛋汤	西红柿30、鸡蛋5	西红柿30、鸡蛋5	西红柿30、鸡蛋5	西红柿30、鸡蛋5

续表

城市学生食谱举例

星期	餐次	食谱	各年龄学生食物量/克 *			
			6~8岁	9~11岁	12~14岁	15~17岁
三	早餐	馄饨	面粉80、油菜20、香干10、鸡蛋10	面粉100、油菜25、香干15、鸡蛋10	面粉110、油菜30、香干20、鸡蛋30	面粉120、油菜40、香干25、鸡蛋35
		酸奶	酸奶125	酸奶125	酸奶125	酸奶125
		蒸芋头	芋头30	芋头30	芋头40	芋头50
	加餐	火龙果	火龙果200	火龙果250	火龙果300	火龙果300
	午餐	荞麦米饭	大米70、荞麦20	大米90、荞麦30	大米100、荞麦50	大米100、荞麦50
		红烧鸡翅	鸡翅35、柿子椒20、胡萝卜20	鸡翅45、柿子椒30、胡萝卜30	鸡翅55、柿子椒40、胡萝卜40	鸡翅65、柿子椒50、胡萝卜50
		炝炒西蓝花	西蓝花100	西蓝花110	西蓝花120	西蓝花140
		虾皮萝卜汤	虾皮2、白萝卜20	虾皮2、白萝卜20	虾皮2、白萝卜20	虾皮2、白萝卜30
	加餐	牛奶	牛奶200	牛奶200	牛奶200	牛奶200
	晚餐	素包子	面粉80、白菜50、木耳(干)2	面粉100、白菜60、木耳(干)2	面粉120、白菜70、木耳(干)3	面粉120、白菜70、木耳(干)3
		清蒸大虾	大虾35	大虾45	大虾55	大虾65
		鸡蛋炒莴笋片	莴笋100、鸡蛋40	莴笋110、鸡蛋40	莴笋120、鸡蛋55	莴笋140、鸡蛋55
		鸭血豆腐汤	莴笋叶30、鸭血10、豆腐20	莴笋叶40、鸭血10、豆腐20	莴笋叶40、鸭血10、豆腐20	莴笋叶50、鸭血10、豆腐20

续表

城市学生食谱举例

星期	餐次	食谱	各年龄学生食物量/克*			
			6~8岁	9~11岁	12~14岁	15~17岁
四	早餐	牛肉包	面粉60、牛肉35	面粉80、牛肉45	面粉100、牛肉55	面粉110、牛肉55
		大米燕麦粥	大米10、燕麦10	大米10、燕麦10	大米10、燕麦10	大米20、燕麦10
		素炒丝瓜	丝瓜40、胡萝卜10、豆皮10	丝瓜50、胡萝卜15、豆皮15	丝瓜60、胡萝卜20、豆皮20	丝瓜60、胡萝卜20、豆皮20
	加餐	橙子	橙子200	橙子250	橙子300	橙子350
	午餐	豌豆米饭	大米70、豌豆10	大米80、豌豆20	大米100、豌豆30	大米120、豌豆30
		紫薯	紫薯30	紫薯30	紫薯30	紫薯40
		西红柿炒鸡蛋	鸡蛋50、西红柿80	鸡蛋50、西红柿80	鸡蛋75、西红柿90	鸡蛋75、西红柿120
		五彩虾仁	虾仁20、柿子椒30、彩椒20、紫甘蓝10	虾仁25、柿子椒40、彩椒30、紫甘蓝10	虾仁30、柿子椒40、彩椒30、紫甘蓝10	虾仁40、柿子椒40、彩椒30、紫甘蓝10
		小白菜蘑菇汤	平菇10、小白菜30	平菇10、小白菜30	平菇10、小白菜40	平菇20、小白菜50
	加餐	坚果	杏仁5、开心果5	杏仁5、开心果5	杏仁5、开心果5	杏仁5、开心果10
		酸奶	酸奶125	酸奶125	酸奶125	酸奶125
	晚餐	水饺	面粉80、鲅鱼20、香菜20	面粉100、鲅鱼25、香菜25	面粉120、鲅鱼30、香菜25	面粉120、鲅鱼40、香菜25
		蒜蓉芦笋煎豆腐	芦笋80、胡萝卜20、豆腐30	芦笋90、胡萝卜30、豆腐30	芦笋90、胡萝卜35、豆腐35	芦笋90、胡萝卜30、豆腐50
		猪肝碎芹汤	猪肝5、芹菜10	猪肝5、芹菜10	猪肝5、芹菜10	猪肝10、芹菜20
	加餐	牛奶	牛奶200	牛奶200	牛奶200	牛奶200

续表

城市学生食谱举例

星期	餐次	食谱	各年龄学生食物量/克*			
			6~8岁	9~11岁	12~14岁	15~17岁
五	早餐	奶香馒头	面粉50、牛奶50	面粉70、牛奶50	面粉100、牛奶60	面粉100、牛奶60
		杂粮粥	黑米5、小米5、红豆5、莲子5	黑米5、小米5、红豆5、莲子5	黑米5、小米5、红豆5、莲子5	黑米10、小米10、红豆5、莲子5
		煮鸡蛋	鸡蛋50	鸡蛋50	鸡蛋60	鸡蛋60
		核桃丝瓜尖	核桃10、丝瓜尖50	核桃10、丝瓜尖50	核桃15、丝瓜尖60	核桃20、丝瓜尖70
	加餐	桃	桃200	桃250	桃300	桃350
	午餐	绿豆米饭	大米70、绿豆20	大米80、绿豆30	大米100、绿豆50	大米120、绿豆50
		三色鸡丁	鸡胸脯肉30、莴笋30、胡萝卜10	鸡胸脯肉30、莴笋30、胡萝卜10	鸡胸脯肉35、莴笋40、胡萝卜20	鸡胸脯肉45、莴笋50、胡萝卜50
		杏鲍菇腐竹炒蒜薹	杏鲍菇30、腐竹20、蒜薹80	杏鲍菇40、腐竹25、蒜薹80	杏鲍菇50、腐竹30、蒜薹80	杏鲍菇70、腐竹40、蒜薹80
		紫菜瓜片豆腐汤	紫菜(干)1、黄瓜5、豆腐10	紫菜(干)1、黄瓜5、豆腐10	紫菜(干)1、黄瓜5、豆腐15	紫菜(干)2、黄瓜10、豆腐25
	加餐	牛奶	牛奶200	牛奶200	牛奶200	牛奶200
	晚餐	肉龙	面粉60、猪肉(瘦)20	面粉70、猪肉(瘦)20	面粉90、猪肉(瘦)25	面粉100、猪肉(瘦)30
		蒸山药	山药30	山药40	山药40	山药50
		清蒸鳕鱼	鳕鱼30、金针菇20	鳕鱼50、金针菇30	鳕鱼60、金针菇40	鳕鱼65、金针菇40
		蚝油盖菜	盖菜100	盖菜110	盖菜120	盖菜150
		蛋花汤	鸡蛋5、香菜2	鸡蛋5、香菜2	鸡蛋5、香菜2	鸡蛋5、香菜2
	加餐	酸奶	酸奶125	酸奶125	酸奶125	酸奶125

* 重量均为可食部生重。每天盐5克,食用油25~30克。

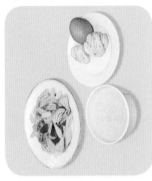

图 40　食谱配图 7

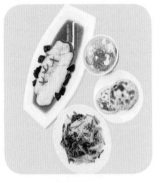

图 39　食谱配图 6

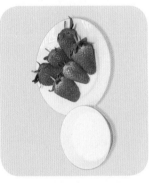

图 38　食谱配图 5

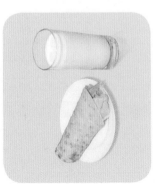

图 37　食谱配图 4

附录 3　农村学生家庭食谱举例

农村学生家庭食谱举例			
以 7 岁学生的三口之家举例,妈妈、爸爸均是轻体力劳动者。盐总计 15 克 / 天,油 80 克 / 天。			
星期	餐次	食谱	食物重量 / 克*
一	早餐	葱油花卷	面粉 250、小葱 25
		煮鸡蛋	鸡蛋 150
		凉拌海带丝	海带(浸)100
		牛奶	牛奶 500
	加餐	苹果	苹果 800
	午餐	二米饭	大米 200、小米 100
		青椒炒肉	猪肉(瘦)150、青椒 300、土豆 150
		桃仁菠菜	菠菜 500、核桃 35
		绿豆汤	绿豆 20
	加餐	酸奶	酸奶 500
	晚餐	玉米饭	大米 200、玉米 50
		腐竹炒芹菜	腐竹 40、芹菜 200
		萝卜丝鲫鱼汤	白萝卜 200、鲫鱼 200
二	早餐	馅饼	面粉 150、红薯粉 100、油菜 150、猪肉(瘦)50
		鸡蛋羹	鸡蛋 150
		牛奶	牛奶 500
	加餐	香蕉	香蕉 750
	午餐	红豆饭	大米 200、红豆 100
		炖牛肉	牛肉 150、土豆 100、胡萝卜 200
		香菇冬瓜	冬瓜 400、香菇 100
		白菜汤	白菜 60
	加餐	酸奶	酸奶 500
	晚餐	豆面馒头	面粉 200、黄豆粉 90
		烩红白豆腐	鸭血 100、豆腐 300、洋葱 100
		素炒芥蓝	芥蓝 500
		紫菜鸡蛋汤	紫菜(干)3、鸡蛋 15

续表

星期	餐次	食谱	食物重量/克*
三	早餐	烧饼	面粉250、芝麻3
		煮荷包蛋	鸡蛋150
		坚果	瓜子25、杏仁25
		酸奶	酸奶500
	加餐	橘子	橘子800
	午餐	玉米饭	大米200、玉米100
		素炒三丁	胡萝卜150、柿子椒150、黄瓜150
		海带炖鸡汤	鸡块200、海带(浸)100
	加餐	牛奶	牛奶500
	晚餐	杂粮包	面粉150、玉米粉100
		番茄菜花	番茄100、菜花400、猪肉(瘦)100
		小白菜豆腐汤	小白菜200、豆腐250
四	早餐	麻酱花卷	面粉250、麻酱5
		小葱炒鸡蛋	鸡蛋150、小葱15
		豆浆	豆浆500
	加餐	梨	梨700
	午餐	大麦饭	大米200、大麦100
		青笋胡萝卜炒虾仁	虾仁200、青笋100、胡萝卜100
		素炒西葫芦	西葫芦400
		疙瘩汤	面粉50、西红柿80、鸡蛋50、菠菜80
	加餐	牛奶	牛奶800
	晚餐	发糕	面粉150、玉米面50
		素炒空心菜	空心菜400
		煮干丝	干丝200、油菜180
		红薯粥	大米50、红薯80

续表

星期	餐次	食谱	食物重量 / 克 *
五	早餐	西红柿鸡蛋面	挂面 250、西红柿 200、鸡蛋 150
		酸奶	酸奶 500
	加餐	橙子	橙子 800
	午餐	山药饭	大米 150、小米 100、山药 100
		炒鸡丁	鸡胸脯肉 80、胡萝卜 100、黄瓜 100、花生仁 35
		炒圆白菜	圆白菜 400
		酱猪肝	猪肝 60
		冬瓜汤	冬瓜 80
	加餐	牛奶	牛奶 500
	晚餐	红豆饭	大米 150、红豆 80
		蒸芋头	芋头 100
		肉末黄豆芽	黄豆芽 300、猪肉(瘦)30
		虾皮小油菜	虾皮 8、油菜 500
		鱼汤	黄辣丁 150

＊重量均为可食部生重

附录 4 城市学生家庭食谱举例

		城市学生家庭食谱举例	
以 7 岁学生的三口之家举例，妈妈、爸爸均是轻体力劳动者。盐总计 15 克 / 天，油 80 克 / 天。			
星期	餐次	食谱	食物重量 / 克*
一	早餐	小米红薯粥	小米 50、红薯 50
		花卷	面粉 200
		煮鸡蛋	鸡蛋 150
		拌芹菜腐竹	芹菜 200、腐竹 50、花生仁 35
	加餐	猕猴桃	猕猴桃 750
	午餐	红豆饭	大米 200、红豆 100
		鱼香肉丝	猪肉(瘦)150、胡萝卜 100、柿子椒 100、木耳(水发)50
		炝炒圆白菜	圆白菜 200
		西红柿鸡蛋汤	西红柿 100、鸡蛋 50
	加餐	牛奶	牛奶 500
	晚餐	牛奶发糕	面粉 150、玉米面 40、黄豆面 20、小米面 20、牛奶 100
		酱猪肝	猪肝 100
		番茄菜花	番茄 200、菜花 400
		虾皮紫菜汤	虾皮 6、紫菜(干)3
	加餐	酸奶	酸奶 375
二	早餐	卷饼	面粉 200、鸡蛋 150、生菜 150、土豆 150
		牛奶	牛奶 500
	加餐	草莓	草莓 800
	午餐	杂粮饭	大米 200、玉米 100
		胡萝卜炖牛肉	牛肉 150、香菇 100、胡萝卜 150
		香菇油菜	油菜 400、香菇 100
		海带豆腐汤	海带(干)15、豆腐 150
	加餐	酸奶	酸奶 375
	晚餐	馅饼	面粉 250、茴香 150、鸡蛋 50
		清蒸龙利鱼	龙利鱼 200
		烩菠菜粉丝	菠菜 400、粉丝(干)15
		西红柿鸡蛋汤	西红柿 100、鸡蛋 15

续表

星期	餐次	食谱	食物重量/克*
三	早餐	馄饨	面粉200、油菜100、香干30、鸡蛋30
		酸奶	酸奶375
		蒸芋头	芋头150
	加餐	火龙果	火龙果800
	午餐	荞麦米饭	大米200、荞麦100
		红烧鸡翅	鸡翅150、柿子椒100、胡萝卜150
		炝炒西蓝花	西蓝花300
		虾皮萝卜汤	虾皮10、白萝卜50
	加餐	牛奶	牛奶600
	晚餐	素包子	面粉250、白菜180、木耳(干)7
		清蒸大虾	大虾150
		鸡蛋炒莴笋片	莴笋400、鸡蛋120
		鸭血豆腐汤	莴笋叶100、鸭血30、豆腐50
四	早餐	牛肉包	面粉150、牛肉120
		大米燕麦粥	大米70、燕麦30
		素炒丝瓜	丝瓜100、胡萝卜50、豆皮30
	加餐	橙子	橙子800
	午餐	豌豆米饭	大米200、豌豆100
		紫薯	紫薯100
		西红柿炒鸡蛋	鸡蛋100、西红柿200
		五彩虾仁	虾仁100、柿子椒200、彩椒100、紫甘蓝100
		小白菜蘑菇汤	平菇50、小白菜130
	加餐	坚果	杏仁15、开心果15
		酸奶	酸奶375
	晚餐	水饺	面粉200、鲅鱼100、香菜50
		蒜蓉芦笋煎豆腐	芦笋400、胡萝卜50、豆腐100
		猪肝碎芹汤	猪肝30、芹菜50
	加餐	牛奶	牛奶500

续表

星期	餐次	食谱	食物重量/克 *
五	早餐	奶香馒头	面粉 150、牛奶 100
		杂粮粥	黑米 30、小米 20、红豆 20、莲子 20
		煮鸡蛋	鸡蛋 150
		核桃丝瓜尖	核桃 50、丝瓜尖 200
	加餐	桃	桃 800
	午餐	绿豆米饭	大米 200、绿豆 100
		三色鸡丁	鸡胸脯肉 120、黄瓜 100、胡萝卜 100
		杏鲍菇腐竹炒蒜薹	杏鲍菇 100、腐竹 50、蒜薹 200
		紫菜瓜片豆腐汤	紫菜(干)3、黄瓜 15、豆腐 30
	加餐	牛奶	牛奶 500
	晚餐	肉龙	面粉 200、猪肉(瘦)50
		蒸山药	山药 150
		清蒸鳕鱼	鳕鱼 150、金针菇 100
		蚝油盖菜	盖菜 400
		蛋花汤	鸡蛋 15、香菜 6
	加餐	酸奶	酸奶 375

* 重量均为可食部生重

附录 5　常见食物互换表

表27~表34根据不同类别的食物的营养特点,列举了8类食物的换算重量。

表 27　能量含量相当于 50 克大米、面的谷薯类(单位:克)

食物名称	重量	食物名称	重量
稻米或面粉	50	米粥	375
面条(挂面)	50	红薯、白薯(生)	190
烧饼	60	馒头	80
饼干	40	烙饼	70
鲜玉米(市售)	350	面包	55
米饭	籼米 150,粳米 110	米粉	50
面条(切面)	60	玉米面	50
花卷	80		

表28　可食部相当于100克的蔬菜(单位:克)

食物名称	重量	食物名称	重量
白萝卜	105	芹菜	150
甘蓝	115	冬瓜	125
黄瓜	110	莴笋	160
蒜苗	120	番茄	100
韭菜	110	大白菜	115
菠菜、油菜、小白菜	120	茄子	110
甜椒	120	菜花	120

表29　可食部相当于100克的水果(单位:克)

食物名称	重量	食物名称	重量	食物名称	重量
苹果	130	柑橘、橙	130	梨	120
香蕉	170	桃	120	西瓜	180
鲜枣	115	柿子	115	葡萄	115
菠萝	150	草莓	105	猕猴桃	120

表30　可食部相当于50克鱼肉的水产类(单位:克)

食物名称	重量	食物名称	重量	食物名称	重量
草鱼	85	大黄鱼	75	鲤鱼	90
带鱼	65	鲢鱼	80	鲅鱼	60
鲫鱼	95	平鱼	70	武昌鱼	85
墨鱼	70	虾	80	蛤蜊	130

表31　蛋白质含量相当于50克瘦猪肉的禽畜肉(单位:克)

食物名称	重量	食物名称	重量	食物名称	重量
瘦猪肉	50	羊肉	50	猪排骨	85
整鸡	80	火腿肠	85	酱肘子	35
瘦牛肉	50	鸡胸	50	酱牛肉	35

表 32　蛋白质含量相当于 50 克干黄豆的大豆制品（单位：克）

食物名称	重量	食物名称	重量	食物名称	重量
大豆（干黄豆）	50	北豆腐	145	南豆腐	280
内酯豆腐	350	豆腐干	110	豆浆	730
豆腐丝	80	腐竹	35		

表 33　蛋白质含量相当于 100 克鲜牛奶的奶类（单位：克）

食物名称	重量	食物名称	重量	食物名称	重量
鲜牛奶（羊奶）	100	奶粉	12.5	酸奶	100
奶酪	10				

表 34　钠含量相当于 1 克食盐的调味品（单位：克）

食物名称	重量	食物名称	重量	食物名称	重量
食盐（精盐）	1	鸡精	2	味精	5
酱油	7	豆瓣酱	7	黄酱	11
腐乳	16	八宝菜	14		

注：表 27~ 表 34 参考《学生餐营养指南》（WST/554—2017）及《中国食物成分表》制定。